わかる！　なっとく！！

脳卒中

専門医が説き明かす　病気の前兆・急性期対処法・予防法

東京都済生会中央病院　院長補佐
内科・神経内科・脳卒中センター
星野 晴彦　著
（ほしの　はるひこ）

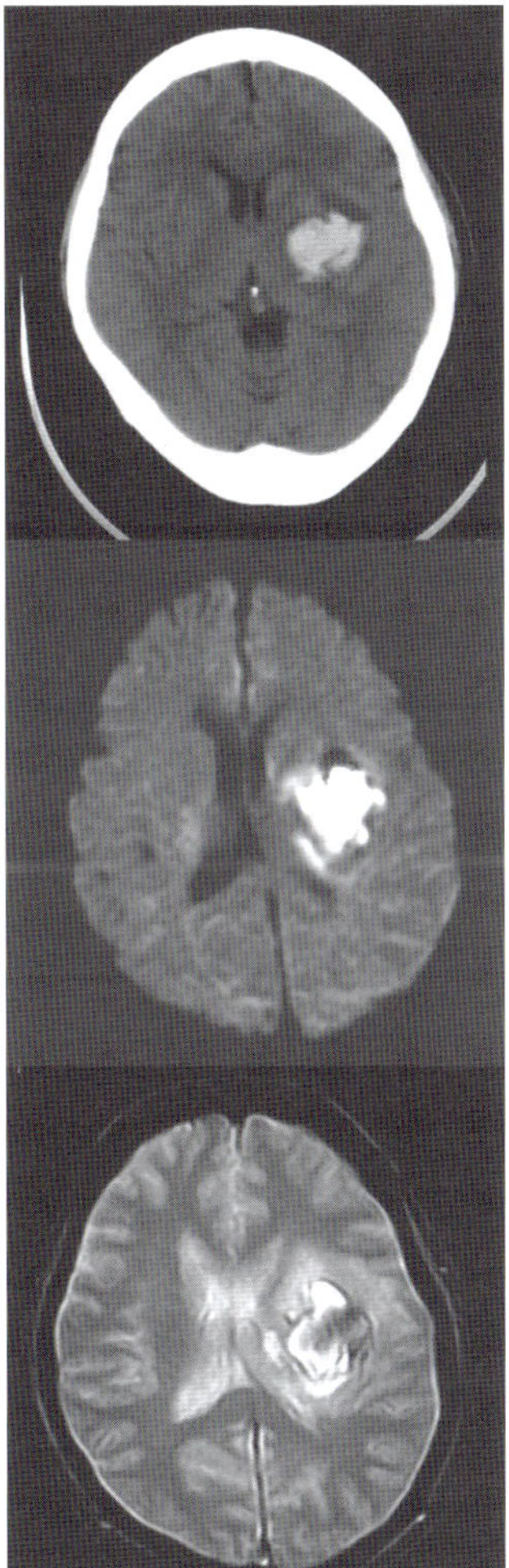

NUNC Company Limited

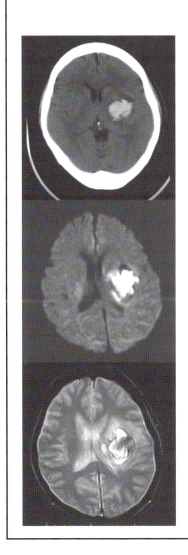

エピソード1　不整脈・半身麻痺・脳梗塞・死亡

山田佐和子さん（仮名、八〇歳）はご自宅で食事中に突然意識がなくなり、救急搬送されました。病院到着時には意識も回復され、会話も可能でしたが、左の手足が動かせず、身体の左側半分が麻痺している状態でした。脈が不規則に打っていて、心電図モニターをつけると「心房細動*」という不整脈が見つかりました。心房細動は脈が不規則だというだけでなく、心房が規則的に収縮しないために中の血液が滞留して小さな塊（血栓）を作ることがあります。その破片が血液の流れに乗って脳へゆき、脳の血管が詰まって脳梗塞を起こしていることが考えられました。頭部のMR検査を実施したところ、右の首筋にある動脈（内頚動脈）が完全に閉塞している状態で、大脳の右半分に大きな脳梗塞（梗塞巣）が認められました。心房細動によって心臓内にできた血栓が脳へ向かう血管を閉塞した「心原性脳梗塞症*」と診断されました。

発症からまだ三時間しか経っていなかったのですが、すでに脳の梗塞巣が大きくなっていて、血栓を溶かしたり血管に細いワイヤを通すような治療（血管内治療）はできないと判断され、まず脳保護療法と脳浮腫に対する治療が開始されました。脳が急激なダメージを受けたときに、その影響が脳全体に広がらないようにするための応急的な方法です。しかし、

＊**心房細動**（しんぼうさいどう）：脈は正常ではメトロノームのように周期的にほぼ一定のリズムでトントントンと打っています．心房細動になると、これがバラバラのリズムになってしまいます．心房については25頁の図を参照してください．

＊**心原性脳塞栓症**（しんげんせいのうそくせんしょう）：心臓にできた小さな血栓が流れに乗って脳にゆき、血管を瞬間的に詰まらせた結果、脳の一部が死んでしまう脳梗塞です．突然動脈が詰まるので重症になることが多いのです（詳細は24頁）．

翌日になると、梗塞部分がむくみ、頭蓋内圧（頭蓋骨の中の圧力）が高くなって、中枢神経系統（脳幹）が圧迫されるに従い意識障害も進んで、二日後に亡くなられました。

山田さんは六〇歳のとき、健康診断で高血圧（150/90mmHg）をいわれて以来、血圧を下げる薬（降圧薬）を服用していましたが、ほかにはこれといった病気の経験もなくて、ごくのんびりと老後を過ごしておられたようです。風邪をひくこともあまりなく、ご近所の医院へは降圧薬の処方箋をもらいにいくときくらいで、ご自分の健康状態を過信されていたかもしれません。いわゆる「元気なおばぁちゃん」で、ご家族の話によると、保健所などから案内が届いても、定期的な健康診断に出かけることはなかったそうです。「心房細動」という不整脈は自覚されない方も多くて、もし定期的な健診で心電図検査などを受けていれば、危険な不整脈を早く発見できたかもしれないのです。

近年、新しい治療法が続々開発されるなか、心房細動の方には血の塊をできにくくする薬（抗凝固薬）を内服することで、脳梗塞は三分の一に減らせることがわかっています。脈の乱れに早く気付いていれば、脳梗塞を予防できた可能性は高いと言えます。

エピソード２　喫煙・高血圧・糖尿病・未治療——ラクナ梗塞・復帰

磯山伸一さん（仮名、六〇歳）は起床時から「ろれつ」が回っていないことをご家族から言われましたが、ご自分では特に辛いこともなく、大切な会議の予定もあったので、いつもどおり出勤されました。

会議中、メモを取ろうとボールペンを握りましたが力が入りません。まともに字を書くこともできず、舌ももつれる感じだったので、とりあえず社内の診療所に向かいました。朝起きてからの記憶をたどりながら……。

『そういえば、朝ご飯のときに箸がうまく使えなかったような……。駅の階段でつまずきそうになったなぁ……。右膝に力が入らなくて、カクカクする感じ……。なんか，しゃべりにくいし……』

幸なことに、診療所の医師は在席中で、問診と簡単な診察をすませると、すぐに病院の受診を指示してくれました。

「磯山さん。ちょっと心配だから病院で詳しく検査してもらってください。えーと（コンピュータの画面を覗き込んで）……数年前から、定期健診で血圧と糖とコレステロールの値が高いと出てますけど、ちゃんとお医者さんにいってますか?」

「忙しくてねぇ。なかなか……　すんません」

「タバコは?」

「大したことないです。一日一〇本程度で……」

「止められないですか……。タバコも脳の血管にはよくないんですよね」

病院までは、なんとかご自分で歩いてみえました。

外来の診察で、右側の腕と手の軽い麻痺、右足のごくわずかな筋力低下、構音障害(ろれつが回らない)が認められました。特に、右手の運動失調(神経と筋肉の連携が悪く、運動がうまく組み立てられない)では、字を書いたり、物を摘んだりの動作がぎこちなく、不自由さが目立ちました。診療所からの予約が通っていたので、すぐに頭部のCTを撮ってもらいましたが、明らかな出血は見つかりませんでした。そこで、より詳細な情報を得るために、頭部MR検査を受けてもらったところ，太い動脈に異常は見当たらず、脳底部の細い血管が閉塞した小さな梗塞が見つかりました。脳底動脈穿通枝*のラクナ梗塞と診断されました。

即日入院してもらい、抗血栓薬の点滴と内服を開始しました。翌日からはリハビリテーション治療も始まりました。構音障害は七日目、右手の運動失調は一〇日目、右半身の麻痺も一〇日目にはほぼ消えて、約二週間で退院され、職場復帰されました。

入院中はもちろん禁煙で、今回のエピソードを契機にきっぱりタバコを辞める決断をされました。

***穿通枝**(せんつうし)：脳の太い動脈から急にほぼ垂直に分岐した細い動脈(細動脈)が脳の底部や深部に血液を送っています．この細動脈を穿通枝といいます．急に細い動脈として分岐するため血圧の影響を受けやすいと言えます．高血圧を放置していると動脈硬化が進行して、詰まったり(ラクナ梗塞)破れたり(脳出血)することになります(関連記事は19頁)．

エピソード３　高血圧経過観察中・突然の激しい頭痛・嘔吐・動脈瘤

佐藤一郎さん（仮名、五〇歳）。喫煙歴は二〇歳から一日二〇本程度。少し血圧が高い（140/90mmHg）といわれていましたが、特に薬の処方もなく経過観察中でした。

当日、午前一〇時半頃、会議で発言中に突然殴られたような激しい頭痛に襲われ、続いて吹き出すような嘔吐をしました。しばらくしても激しい頭痛が治まらなかったので、救急搬送されました。

病院到着時には意識があって、「昨日今日で、頭を強く打ったことありませんか？」という問いにも、「いいえ」とはっきり応えられました。明らかな運動麻痺もみられませんでしたが、激しい頭痛は持続していました。救急外来での血圧は普段よりもかなり高くなっていました（180/100mmHg）。

頭痛の起こり方から、くも膜下出血が強く疑われたので、すぐさま頭部CT検査が行なわれました。頭部CTでは脳の周囲、特に前方よりのくも膜下腔に出血が認められました。頭部CTに続けて行なわれたCTアンギオ（造影剤を用いた血管撮影）の結果、前交通動脈*にできた動脈瘤が確認され、この破裂によるくも膜下出血と診断されました。

*　**前交通動脈**（ぜんこうつうどうみゃく）：眉間の奥辺りで左右の動脈（前大脳動脈）をつないでいる短い血管です。袋状の動脈瘤が最もできやすい部位です（脳動脈瘤全体の三〇％）。

佐藤さんは意識がはっきりしていたので、健康状態について問診を受けました。それによると、数日前にも突然頭痛がしたことがあるけれど、今回のように激しいものではなかったようで、翌日には頭痛は改善していたとのことです。また、五歳年長の実姉が一〇年ほど前にくも膜下出血を起こし、手術治療を受けていたこともわかりました。いわゆる脳卒中が起きやすい家系なのかもしれません。

さて、ここで最も怖いのは動脈瘤の再破裂です。すぐさま、血圧を下げる治療が開始され。前交通動脈の動脈瘤に対しては、血管内に挿入した細いチューブを通してコイルで動脈瘤を塞ぐ「コイル塞栓術*」が実施されました。

術後は順調で、四週間後に職場復帰されました。

***コイル塞栓術**（こいるそくせんじゅつ）：60頁に詳しい説明があります．

はじめに

脳卒中になる人が年間でどれくらいいるか？　実は正確な統計は得られていません。国民皆保険とは言いながら、どの病気の患者さんがどれくらいいるかの正確な数がわからないのが日本の実情なのです。正確な数を知るためには、国の指導で全国の医療機関が正確に病気を登録するようなシステムが必要なのですが、まだまだ実現は先のことのようです。

さて、話を進めましょう。

一部の地域の実態調査から全国規模の状況を推定したところでは、一年間に新たに脳卒中を発症する人は三〇万人弱、脳卒中の患者として生活している人は三一〇万人とされています。脳卒中は脳に血液を巡らせる血管の病気ですから、これにいちばん関係する要素は動脈硬化などの「加齢現象」と言えます。これから高齢者がますます増加する日本においては、脳卒中を発症される方はさらに増えると予想されています。

さて、脳卒中は一九八〇年までは、日本人の死亡原因の第一位を占めていました。この一九八〇年に「がん」に抜かれ、一九九五年には「心疾患」、二〇一〇年には「肺炎」に抜かれ、現在のところ日本人の死亡原因の第四位となっています。しかし――、第一位の「がん」は、肺がんや胃がんなど、全身のがん（悪性新生物）の合計ですし、第二位の心疾患については、死亡の判定が心停止であることも当然ながら、「心不全」や「心筋梗塞」などいろいろな病気が含まれています。また肺炎については、この後に説明するように、脳卒中後に寝たきりになって、最後は肺炎で亡くなるというケースが多いということも考え合わせなければなりません。脳という単一臓器の血管の病気「脳卒中」が死亡原因の第四位であるということは、すなわち、とても重要な病気であることを意味しているのです。

ところで、死亡原因として重要な位置にある脳卒中ですが、介護を要するような後遺症を残すことも大きな問題となっています。介護保険を受けている方を対象にした調査では、介護度の高い「寝たきり」の原因の第一位は脳卒中でした。また、認知症の原因としても重要な位置にあります。血管性認知症の原因であることはもとより、認知症の最大原因とされるアルツハイマー病も脳の血管に問題があると起こりやすいことがわかっています。つまり、脳卒中を予防することは認知症の予防にもつながっているのです。

脳卒中は、一旦発症すると死に至ることも多く、認知症を含めた重篤な後遺症のために社会生活に支障をきたし、さらには介護を必要とする事態まで生じかねない病気なのです。

近年の医療の進歩は目覚ましく、さまざまな治療法や治療薬が開発され実用化されています。これまでは切り開かなければ見られなかった人体内部も、CTやMRで立体的に観察できるようになっています。しかしその分、医療費全体の高騰が看過できないところまできているのも事実です。そこでぜひ、皆さんに考えていただきたいのです。

「病気になったら治療する。なら、病気にならなければ治療もいらない」

医者が失業しそうな雰囲気ですが、何も治療するだけが医者の仕事ではありません。病気のことを調べ、どうしたら病気にならないかを研究し、皆さんが病気になるのを防ぐ方法を見つけ出すのも、医者の立派な仕事だと思います。実際、日本人の食生活においては減塩の考え方によって脳血管疾患が減った事実があります。これは血管へのナトリウムの影響を研究した成果です。ほかにも、コレステロールや抗酸化作用など、さまざまな要素が研究されています。そして、これらのいくつかは実際に病気を未然に防ぐ方策へとつながっています。しかし、実行されなければ成果は現れません。いくら「タバコには発がん性があります」と申し上げても、一向にやめない方がいらっしゃいます。「お酒の飲み過ぎは肝臓に負担がかかりますよ」と申し上げても、浴びるように飲むことをやめられない方もいらっしゃいます。

さて、どうしたものでしょう？

しなくていい苦しみや痛みを避けるために、ぜひ皆さんには病気のことをよく知っていただき、予防できるものは予防しようではありませんか？　そんな思いからこの本を書きました。

冒頭に、三人の患者さんを紹介しました。脳卒中の方にはよく見られる状況です。目に見えない血管の病気がどんな風に現れるか、どんな結果を招くのか、ざっとでいいですから知っておいていただけると、この本もわかりやすくなるかと思い、提示した次第です。

医療の話は時に専門用語などが出てきて煩わしいとお感じになる方も多いことでしょう。できるだけわかりやすく、気楽に読めるように努力するつもりですが、どうしても必要な専門用語には、下に注釈を付けて解説しますので、参考にしながらおつきあいください。

著者

二〇一七年五月

もくじ

第1章

脳卒中ってなに

脳卒中って　なに？

脳の血管に何か問題が起こったとき、まとめて「**脳血管障害**」と言います。脳血管障害の中で、急に発病するものが「**脳卒中**」です。言い換えると、脳の血管の病気によって急に発病するのが「**脳卒中**」というわけです。

脳卒中には、脳の血管が破れる「**出血**」と、血管が詰まる「**虚血**《きょけつ》」の二つがありますが、最近の統計では、脳卒中の四分の三は虚血（つまり、血管が詰まること）によるもので、残り四分の一が出血（つまり、血管が破れること）によるものとなっています*。

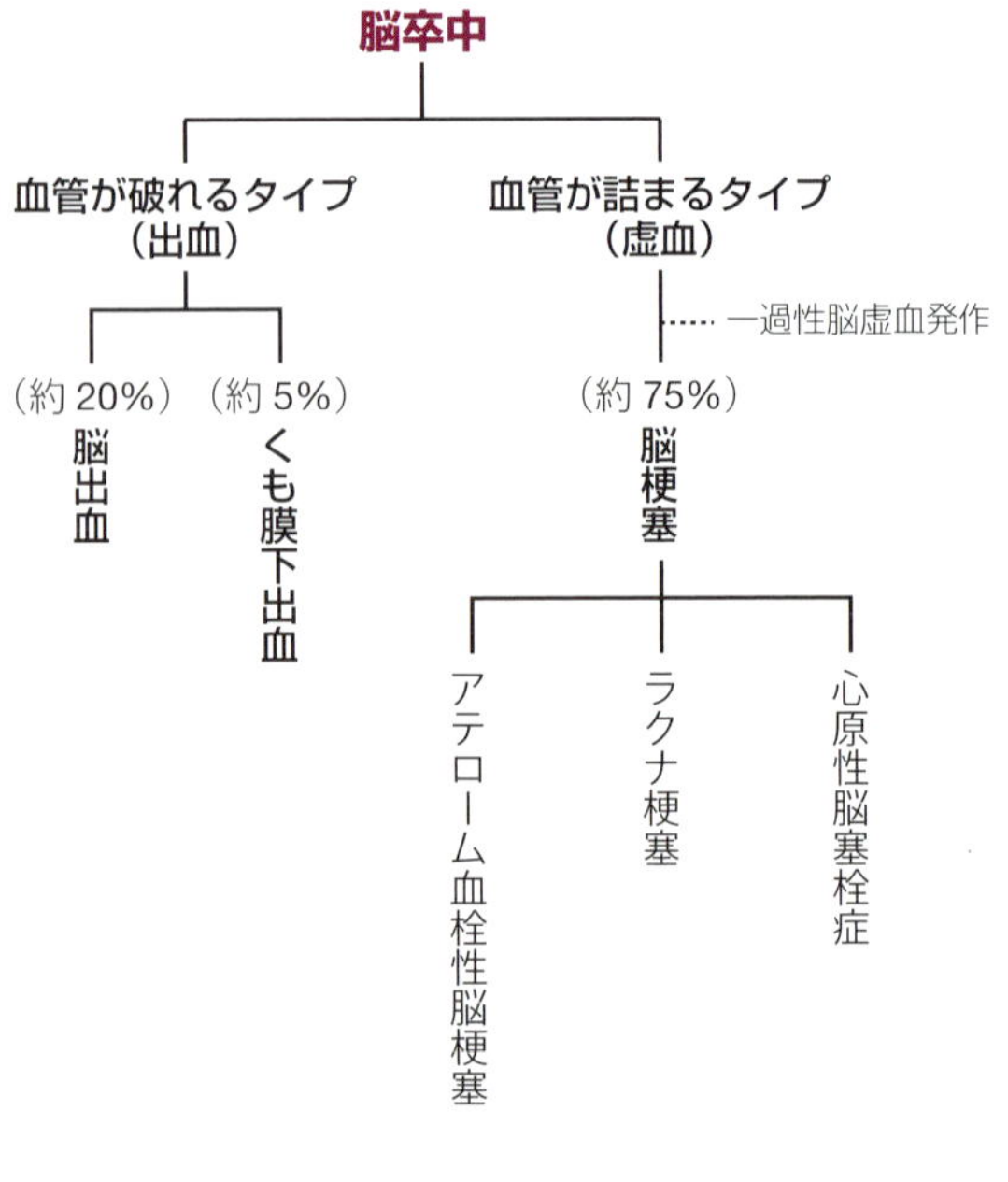

▼「出血」

「出血」の中には、脳の中（脳実質）に出血する「**脳出血**」（約八割）と、脳を覆うくも膜と脳の隙間に出血する「**くも膜下出血**」（約二割）があります。あとで詳しく説明しますが、脳は頭蓋骨という硬いヘルメットの内側で、硬膜、くも膜、軟膜という三層の膜に守られています（21頁の図を見てください）。いちばん内側の軟膜に覆われた脳の中で出血すると「脳出血」、軟膜とくも膜の間で出血すると「くも膜下出血」となります。

*：外傷によっても脳出血やくも膜下出血は起こりますが、これらは脳卒中には含めません。

▼「**虚血**」

脳の血管には脳へ血液を送る動脈と、血液を心臓に戻す静脈があります。川ならば、上流を動脈、下流を静脈ともたとえられます。脳の動脈が詰まって、そこから先の脳の一部の組織が死んでしまうのが「**脳梗塞**《のうこうそく》」という状態です。静脈（下流）が詰まって起こる「脳静脈血栓症」という稀な病気もありますが、脳虚血のほとんどは上流である動脈が詰まることによって起こります。この本では、動脈が詰まることで脳梗塞が起こると理解してください。

【**一過性脳虚血発作**（**TIA**＊）】

脳の動脈が詰まっても、一瞬であれば、その先の脳は死なずにすみます。いわば息を停めるのと一緒で、停めっぱなしになっていると死んでしまいますが、息をふきかえせば死なないのと一緒です。脳の場合、血液の流れが完全に止まると五分間ほどでその組織は死んでしまうといわれています。逆に言うと、五分以内に血液の流れが戻れば、脳梗塞にならないですむ可能性があるということです。ただし、脳は死なくても、その間は脳の働きが落ちてしまうので、脳梗塞と同じような症状が出現します。詰まりかけた血管がまた流れを取り戻すことで、一時的に症状は出ても、すぐに消えて元に戻ります。これを「**一過性脳虚血発作**《いっかせいのうきょけつほっさ》」といいます。脳梗塞と同じメカニズムで起こるのですが、症状は軽く、また典型的には五分間程度と短時間でその症状も消失する状態です。

＊**TIA**：transient ischemic attack（一時的に血が足りなくなって起こる発作）

ただし、一過性脳虚血発作は脳の血流がきわめて不安定な状態であることを示しているので、その後に脳梗塞を起こすことが多く、たいへん危険な状態であることを忘れないでください。一過性脳虚血発作になるとその後の九〇日間に二〇％の人で脳梗塞が起こり，しかもその半分は一過性脳虚血発作後の四八時間以内に起こるといわれています。一過性で症状が消えたからと言って、しばらく様子見などしている間に、本物の脳梗塞を起こすことになります。ですから，一過性脳虚血発作かもしれないと思ったら，できるだけ早く専門病院で検査してもらいましょう。

脳卒中のメカニズム

ここでは、脳卒中という病気のもう少し細かいメカニズムについて説明します。メカニズムがわかっていれば、それを予防する方法を理解するのにも役立つと思います。

▼脳出血のメカニズム

脳出血は脳の中に血液が漏れて出てしまった状態です。出血の原因としては、「**高血圧**」「**アミロイド血管症**」「**動静脈奇形（血管奇形）**」があります。順に見ていきましょう。

〔高血圧性脳出血〕

高血圧による動脈硬化の結果として出血すると「**高血圧性脳出血**」といわれる状態になります。穿通枝《せんつうし》と呼ばれる細動脈《さいどうみゃく》（一ミリよりも少し細い程度の動脈）が破れることによって起こります。血圧がすごく高い状態が続くことで脳に血液を送る細い動脈が傷んで、耐えられなくなったある日、ついに破れてしまいます。顕微鏡で見ると、破れる直前に血管が小さい瘤状に膨らんでいるのがわかることもあります。この瘤には「シャルコー・ブシャール微小動脈瘤」という名前がついています。

高血圧による穿通枝からの出血は脳の深いところに起こるのが特徴です。細い動脈の多い出血しやすい部位で、出血箇所によって「**被殻《ひかく》出血**」「**視床《ししょう》出血**」「**小脳《しょうのう》出血**」「**橋《きょう》出血**（**脳幹《のうかん》出血**）」などの名称がついています。

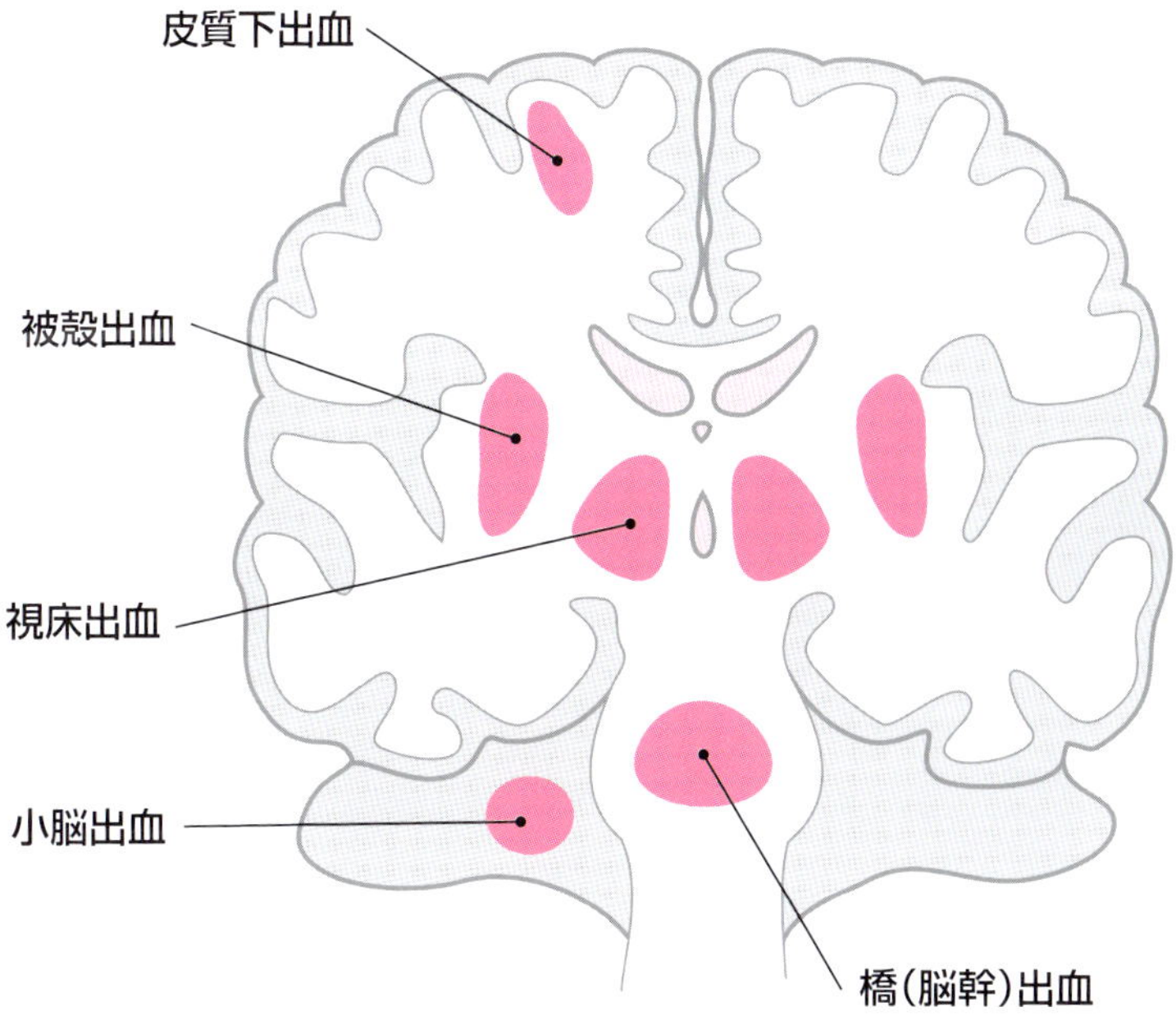

［アミロイド血管症］

最近増えているものに「アミロイド血管症」という病気があります。認知症のいちばん多い原因として有名なアルツハイマー病では、アミロイド蛋白という物質が脳の中に溜まることがわかっています。このアミロイド蛋白が、脳の表面の比較的浅いところにある細い動脈の壁に溜まったのが「**アミロイド血管症**」です。血管自体がもろくなり、破れて出血しやすくなります。高齢者に多く、また必ずしも高血圧がなくても起こることがあります。アミロイド血管症による脳出血は脳の比較的浅いところ、「**皮質下**《ひしつか》」に起こりやすいのが特徴です。アミロイド血管症では血管自体がもろくなっているので、高血圧性脳出血に比べて血が止まりにくく、出血が広がりやすく、また、出血を繰り返すことも特徴です。

［動静脈奇形（血管奇形）］

比較的若い人に起こる脳出血では、脳の血管奇形によるものがあります。臓器を巡る血管は、動脈（血管の壁が厚い）から毛細血管そして静脈（血管の壁が薄い）へとつながって、酸素や栄養分を含んだ血液を運んでいるわけですが、その構造に問題があるのが血管奇形です。出血にいちばん関連するのは、毛細血管構造がなくて動脈と静脈が直接つながっている「動静脈奇形」というものです。動脈の高い圧力がそのまま血管の壁の薄い静脈にかかるので、壁が破れて出血しやすくなります。

この奇形は脳の比較的浅い部分に生じやすいので、出血もその部分である「**皮質下**」が多くなります。血管の加齢現象ではないので若い人にも起こります。血管奇形には、このほか「海綿状血管腫（毛細血管系の血管奇形）」や「静脈奇形（読んで字のごとく、静脈系の血管奇形）」なども出血の原因となることがあります。

▼くも膜下出血のメカニズム

脳は三層の膜で覆われています。頭蓋骨のすぐ内側の「**硬膜**《こうまく》」、その内側に「**くも膜**」、さらに内側で脳の表面を覆っている「**軟膜**《なんまく》」です。くも膜と軟膜の間に「くも膜下腔」という隙間があるのですが、ここには髄液といって、脳の中の脳室と脳表面を流れている無色透明の液体が流れています。このくも膜下腔に出血するのがくも膜下出血です。交通事故や転落などで頭を強く打ったときにも、くも膜下出血は起こりますが、最初の注釈でも説明したように、これらは外傷によるもので、脳卒中でいうくも膜下出血とは区別されています。

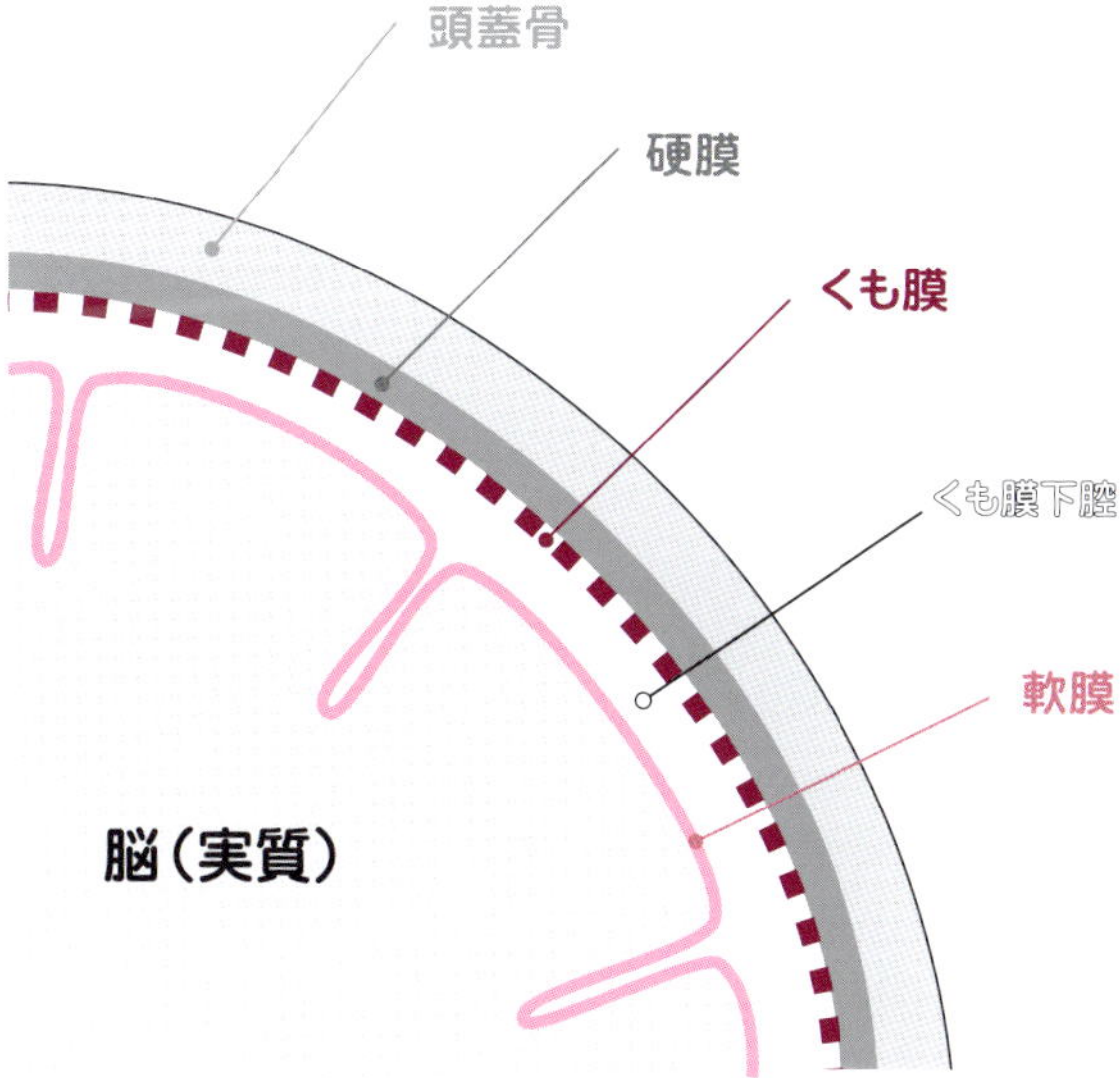

外傷によらないくも膜下出血の大部分は動脈瘤からの出血によるものです。動脈瘤は、動脈にできた袋状の瘤のようなもので、脳に血液を運ぶ比較的太い動脈の分岐部にできることが多く、脳の中というよりは、脳の表面で出血することになります。極度のストレスや過労、急激な血圧の変化、排便のための力みなどが引き金になります。動脈瘤が突然破裂するので、血液が吹き出します。その結果、頭蓋骨の中の圧力が一気に高まるのです。突然殴られたような激しい頭痛はこのときに起こります。

先に説明した血管奇形も、くも膜下出血の原因になります。血管奇形が脳の表面にあると、くも膜下出血の原因になるのです。また、脳出血が大規模に起こると、脳の表面まで出血が到達して、くも膜下出血を合併することになります。

▼脳梗塞のメカニズム

脳を巡る動脈が細くなったり、詰まったりして、その動脈から栄養をもらっている脳の部分が死んでしまうのが脳梗塞です。動脈が細くなったり詰まる原因には大きく二つあります。一つは動脈硬化によって血管が傷み、その部分が細くなって血液の流れが悪くなり、その部分に血液の塊（血栓）ができてさらに狭くなって、詰まるものです。これは「**脳血栓症**」といいます。

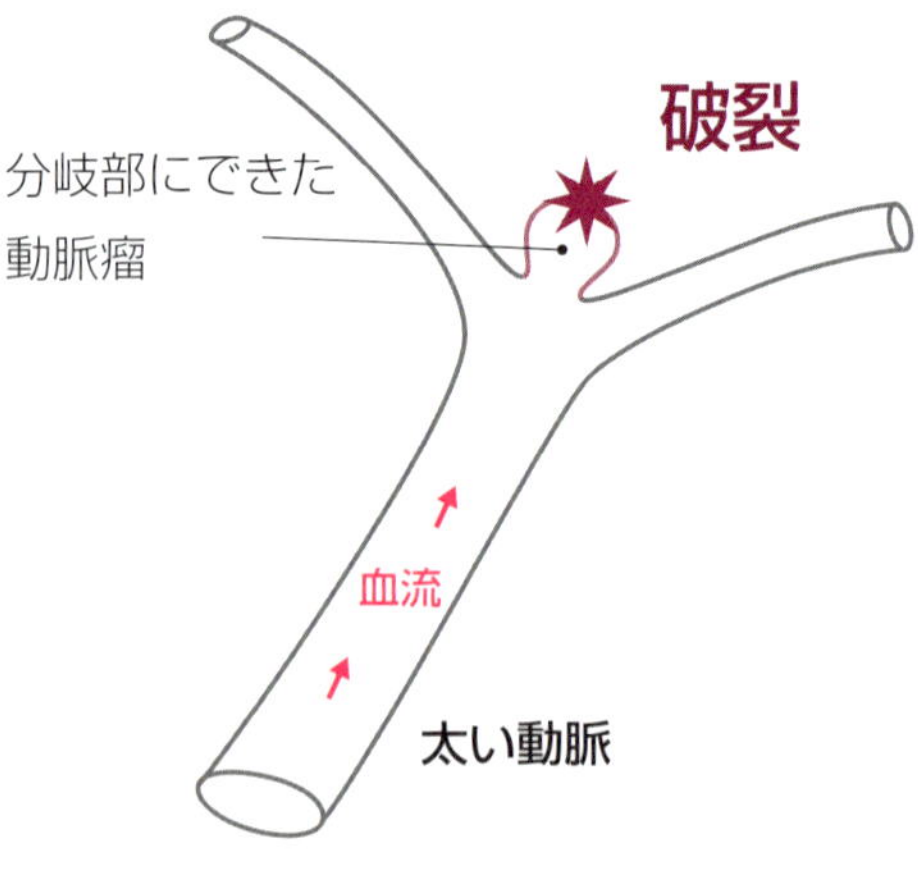

［脳血栓症のもう少し細かい分類］

脳へ向かう動脈のうち、心臓から首を通って脳のいちばん下（底部）にある比較的太い血管までを「主幹動脈」といいますが、この血管に問題が起こることがあります。主に粥状硬化《じゅくじょうこうか》（アテローム硬化）*といって、コレステロールの類が血管の壁に堆積（プラーク形成）して厚くなり、血管が細くなったり閉塞したりします。このように太い血管（といっても数ミリ程度のものですが）の粥状硬化によって起こる脳血栓症は「**アテローム血栓性脳梗塞**」と分類されます。

さて、19頁でも触れましたが、脳の下の方（底部）から脳の中へ枝分かれするごく細い動脈のことを**穿通枝**と呼びます（一ミリより細い数百ミクロンの太さ）。主幹動脈からほぼ垂直に急に細い枝へと分かれます（太い血管から急に細い血管へ分岐するので、血圧の影響を受けやすいことは容易に想像できます）。血圧の影響をもろに受けて、この穿通枝が動脈硬化を起こし、詰まってしまうと「**ラクナ梗塞***」という状態になります。ラクナ梗塞は一五〜二〇ミリよりも小さな脳梗塞がほとんどなので、すぐに生命の危険に繋がることはありませんが、運動神経を巻き込んだりすると片麻痺などの運動麻痺を起こすことがあります。また、何度も繰り返してたくさんできた場合には、神経系全体の機能に影響して「認知機能障害」が現れることがあります。

これらアテローム血栓性脳梗塞とラクナ梗塞は大きさの違いはありま

＊**粥状硬化**（じゅくじょうこうか）**（アテローム硬化）**：白血球の仲間であるマクロファージという食細胞が血液中の悪玉コレステロールなどを取込んで血管の壁に潜り込み、これが堆積したものがアテロームとかプラークとか呼ばれるものです．ジュクジュクしたお粥《かゆ》のような塊（粥腫《じゅくしゅ》とも言います）です．悪玉コレステロールが多ければ多いほど食細胞は頑張るのでプラークも大きくなります．その結果、血管が硬くなったり狭くなったりするわけです．

＊**ラクナ梗塞**（らくなこうそく）：「ラクナ」とは、ラテン語で「小さな穴」という意味です．その名のとおり小さな梗塞で、ほとんど症状もなく、気づかれずに放置されていることもあります．

すが、ともに動脈硬化が原因で、心臓の機能や構造とは関係がないので、まとめて「**非心原性脳梗塞**」といわれる場合もあります。

脳梗塞のもう一つのタイプは、上流から何かの塊（栓子《せんし》）が流れてきて、血管に詰まってしまう「**脳塞栓症**」です。この塊のほとんどは心臓の中か上流の太い血管の壁にできた血液の塊です。

心臓の中で血液の塊ができるいちばん多い原因は心房細動という不整脈です。心房細動があると、左心房が収縮できず血流が滞って、左心房にある左心耳（左心房の一部が突出した構造物：左頁の心臓の図の○）というところに血液の塊ができてしまいます。これが、何かの拍子にちぎれて血流に乗って脳へゆき、血管に詰まって脳塞栓症をひき起こすことがあります。心臓由来の塞栓症ではこのほか、急性心筋梗塞直後や心筋梗塞後の心室瘤、弁膜症、先天性心疾患などが原因とされています。これらをひっくるめて「**心原性脳塞栓症**」といいます。

また、上流の太い血管には、心臓から全身に血液を送っている大動脈や首の頸動脈などがありますが、これらの血管の壁が粥状硬化（アテローム硬化）によって厚くなってちぎれたり潰瘍の部分に血液の塊（栓子《せんし》）ができて、これが血液の流れに乗って下流側にゆき、脳塞栓症を起こすことがあります。この場合は「**動脈原性脳塞栓症**」（左頁の左下の図）といいます。

25　脳卒中って　なに？

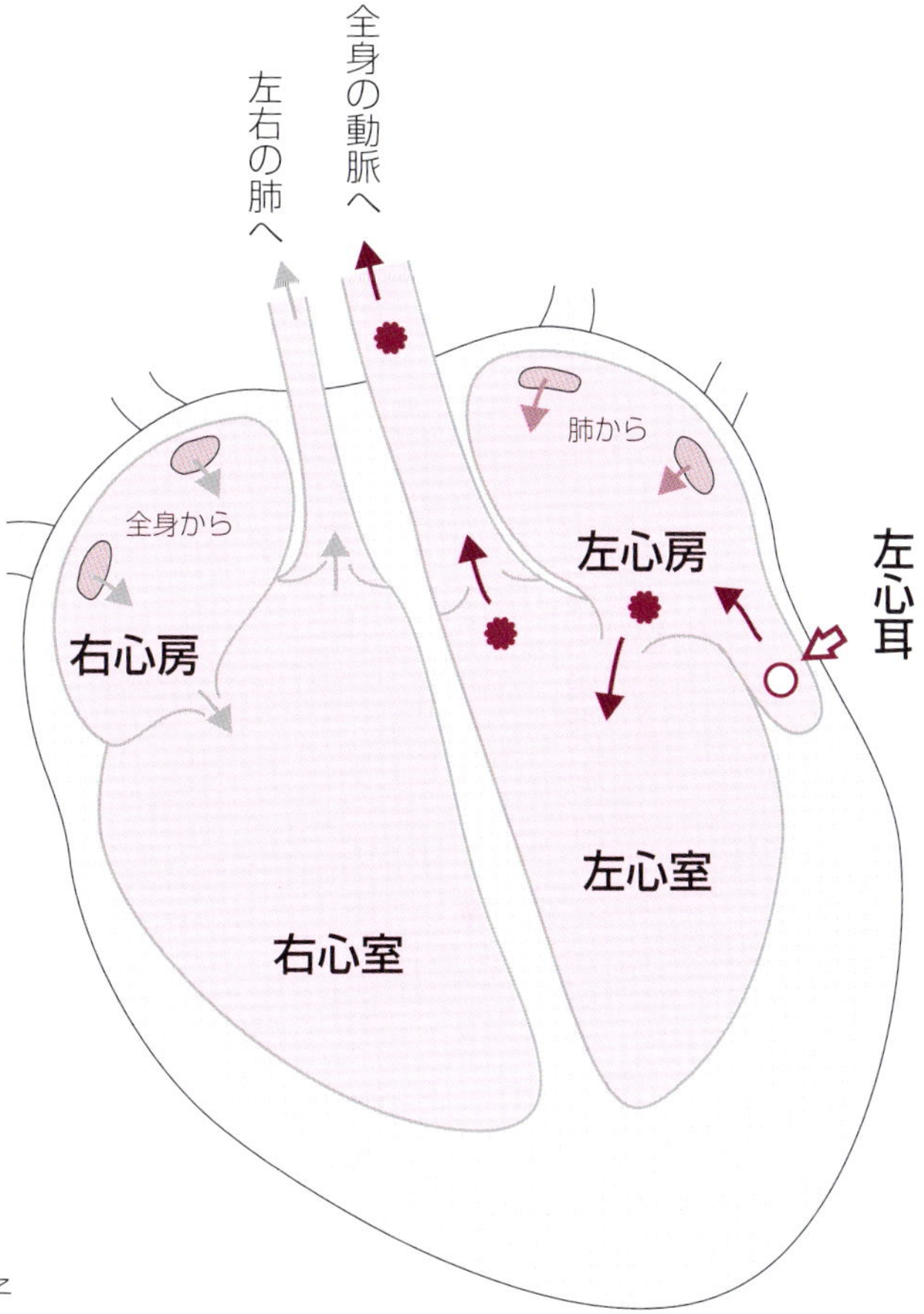

左心耳にできた血液の塊がちぎれた
栓子が血流に乗って脳へ

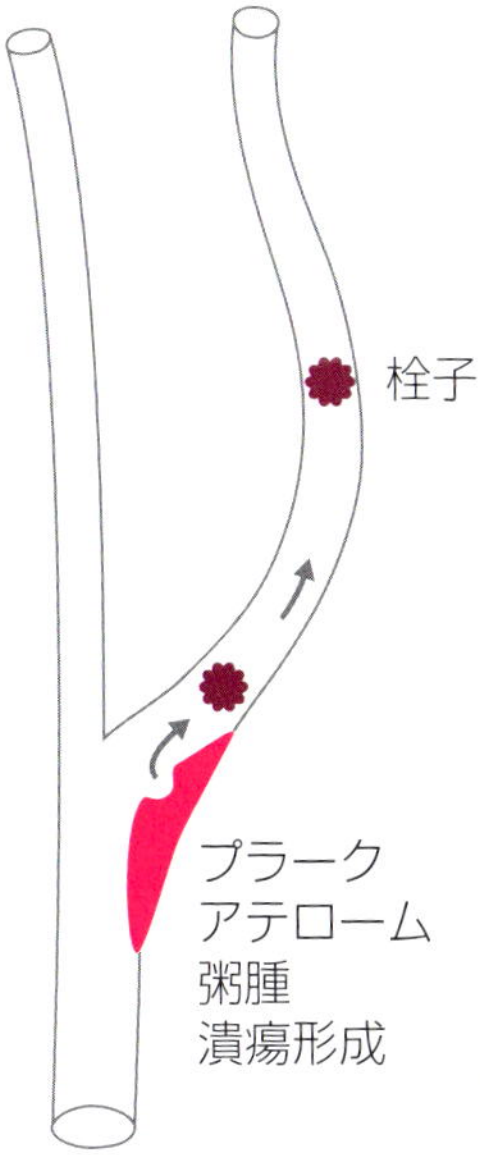

動脈の壁にできたプラークや血栓からちぎれた
ものが栓子となって血流に乗って脳へ

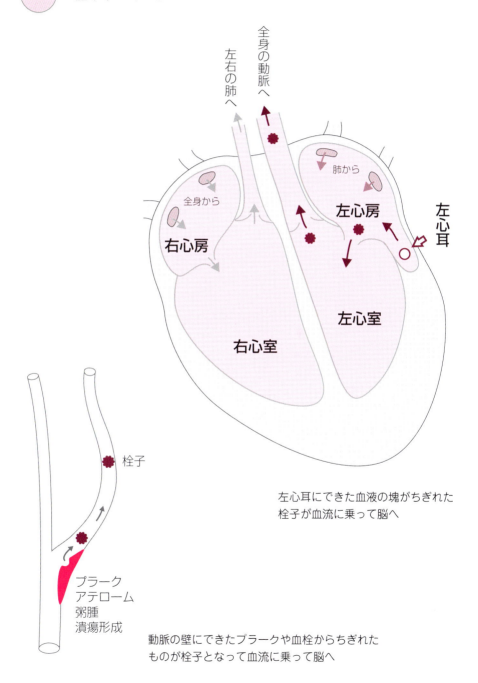

いかがですか？　脳卒中とひとくちに言っても、その成り立ちやメカニズムはさまざまであることをお話ししました。そして、脳卒中の治療では、これらの原因や進行状態によって、臨機応変な対応が必要です。しかも、その判断に使える時間的猶予はごくわずかです。少しでも早く治療が開始できれば脳の被るダメージを低くできるからです。まさに一分一秒を争います。

一気に治療を進めたいところですが、その前に、この次の章では、脳卒中をひき起こすさまざまな要因について、もう少し詳しく説明しておきたいと思います。

第2章

脳卒中その原因

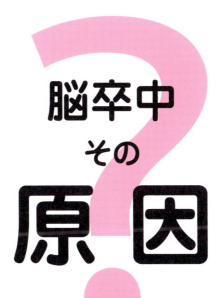

脳卒中に限らず、いろいろな病気には、その病気のかかりやすさみたいなものがあります。大きくは、世界的に見ると肺ガンが多いのに比べ、日本人には大腸ガンが多いというような人種あるいは住環境による違い、同じ日本人でも男性は胃ガンで、女性は乳ガンというような性別による違いがあります*。あるいは、家族に脳卒中の多い人は他の家族の人よりも脳卒中にかかりやすいというような家族・家系による違いなどもあります。また、この本のテーマである脳卒中は脳の血管の病気ですから、加齢に伴う血管の劣化が影響しています。これは年齢による違いとして現れます。

このような、ある病気にかかりやすい条件を「**危険因子**」と言います。大腸ガンの例で言うと、人種的な観点からは日本人であること自体が危険因子になります。日本人の男性というだけで胃ガンの危険因子ということもできるわけです（もっとも、海外に移住して長く生活した日本人では、日本国内で生活している男性に比べて胃ガンになる率が低いという研究結果もあります。これは食物や住居の問題など、生活環境の違いと言えるでしょう）。ともあれ、これらの危険因子には年齢や性別、家族歴などのような簡単にコントロールできないものがある一方、生活習慣に関連していて、個人の努力によってコントロール可能なものもあるのです。これらをコントロールすることで脳卒中にかかる危険度を下げることができるとしたら、ぜひ努力してみたいと思いませんか？

***ガンの罹患率**：二〇一二年日本の全国推計値によると、男性の一位は胃ガン、二位に大腸ガン、女性の一位は乳ガンで二位に大腸ガン、両者を合わせた集計では、両性で二位の大腸ガンが一位に躍進し、胃ガンは二位になりました（国立がん研究センター：最新がん統計．二〇一六・八・二更新）．ところで、米国の統計では、男性の一位は前立腺ガン、二位に肺ガン、女性の一位はやはり乳ガンですが、二位は肺ガンとなっています．ただし、こちらを合算しても、両性で二位の肺ガンは一位になりません．男性の前立腺ガンと女性の乳ガンが圧倒的多数を占めているのです．（Cancer Statistics, 2013）

脳卒中の危険因子

脳卒中全般に関する危険因子としては、「**高血圧**」、「**喫煙**」、「**脂質異常症（高脂血症）**」、「**糖尿病**」、「**心房細動**」、そして「**過度の飲酒**」の六つをおさえておいてください。

▼高血圧

コントロールできる危険因子の一番手は「高血圧」です。特に高血圧性脳出血では、その名前が示すように高血圧が重要な危険因子であり、厳格なコントロールが発症予防に関係します。血圧というのは血管の中の圧力ですから、血圧が高いことは動脈を痛めることになり、血管障害につながります。高血圧性脳出血ばかりでなく、脳卒中すべての危険因子になるのです，非心原性脳梗塞（脳血栓症）、心房細動からの心原性脳塞栓症の危険性も増しますし、動脈瘤破裂によるくも膜下出血の引き金としても、とても重要なものです。高血圧のコントロール方法についてはあとで詳しくお話しします。

このように、高血圧はすべての脳卒中の危険因子になりますが、ほかの四つについては、脳卒中のタイプによってその重みが少しずつ異なります。追々にみていきましょう。

危険因子と各種脳卒中の関係

	脳梗塞	脳出血	くも膜下出血
高血圧	●	●	●
脂質異常症	●	—	—
糖尿病	●	?	—
喫　煙	●	●	●
心房細動	●	—	—
過度の飲酒	△	●	●

▼喫　煙

前頁下の表で示したように、喫煙は高血圧と同じく脳卒中全般の危険因子ですが、特にくも膜下出血の大きな危険因子として注目されています。これはあまり知られていないことかもしれませんが、喫煙者では脳動脈瘤ができやすいことがわかってきました。動脈瘤は血管の壁が弱くなり、外側に膨らんで形成されるものですから、血管を傷めることが動脈瘤形成に結びつきます。喫煙と動脈瘤の関係を簡単にお話しします。

喫煙には血管を収縮させる作用があります。血液を運ぶ血管が狭くなるとその壁にかかる「ずり応力*」が増加して血管の壁が傷みます。また、喫煙によって産生される活性酸素などの有害な物質の刺激でも血管壁表面の血管内皮は傷つき、血管壁の平滑筋も傷害されます。その結果、血管壁に炎症がひき起こされて、血管（動脈）壁を傷めることが動脈瘤形成に結びつくと考えられます。また、これと同じような流れで、動脈硬化も起こるようになります。

くも膜下出血は脳動脈瘤の破裂によるものですから、脳動脈瘤ができやすければそれだけ、くも膜下出血の危険度が増す道理です。近年いわれているように、喫煙は肺ガンなどの悪性疾患や慢性気管支炎などの慢性呼吸不全の原因となるばかりでなく、脳卒中の重大な危険因子でもあるのです。禁煙の大切さがおわかりいただけたでしょうか？

＊**ずり応力**（ずりおうりょく）：液体の流れと垂直に働く抵抗力。血管壁の表面を血液が擦ることで血管壁が受ける圧力のことですが、同時に血液中の血小板（壊れることで血液を固まらせるはたらきがあります）も同じ力を受けることで血栓を形成しやすくなります。

▼脂質異常症（高脂血症）

以前は高脂血症と呼ばれていました。非心原性脳梗塞（脳血栓症）の危険因子です。脂質異常症というのは，いわゆる血液ベトベト状態のことで、コレステロールや中性脂肪（トリグリセリド）などが過剰に含まれた粘っこい血液が血管の壁に貼り付いて、血管を狭くしたり、傷つけたり、詰まらせたりします。また、23頁の注釈でお話ししたように、血液に異物がたくさん含まれていると、免疫系の食細胞が張り切ってこれらを取込み（貪食《どんしょく》作用といいます）、血管の壁の中に潜り込んでプラーク（アテローム：粥腫）を形成して、血管を狭くしたり硬くしたりします。これらが長い年月をかけて、あなたの血管を痛めつけているわけです。

コレステロールのなかには善玉と悪玉があって、悪玉であるLDLコレステロールが動脈硬化に深く関係していることは、みなさんご存知でしょう。近年になって、善玉であるHDLコレステロールが低いこと（低HDLコレステロール血症）も動脈硬化に関連することがわかってきました。このように、善玉と悪玉の「バランス」が動脈硬化に関連していることから、脂質異常という言い方が使われるようになりました。悪玉は高いと悪いが、善玉は低いと悪いということになります。

中性脂肪はコレステロールほど動脈硬化と強く結びつきませんが、中性脂肪が高いことも動脈硬化を進展させ、脳梗塞を起こしやすくします。

▼**糖尿病**

糖尿病も非心原性脳梗塞（脳血栓症）の危険因子です。糖尿病は、血液中の糖をコントロールできなくなる病気です。身体の細胞は糖をエネルギー源として利用していますが、特に脳は、栄養源として糖しか使えない特殊な臓器です。糖の利用には膵臓のランゲルハンス島から分泌されるインスリンというホルモンが必要です。分泌されたインスリンはそれぞれの細胞についているインスリン受容体というアンテナみたいなものに受け止められて、血液中の糖を摂りこみ、細胞が使いやすい形に代謝*します。糖尿病ではこの仕組みがうまく働かなくなっています。つぎのような原因が考えられています。

▽インスリンの分泌量が「ゼロ」または極端に少ない場合（ランゲルハンス島に問題がある）：一型糖尿病といわれます

▽分泌されたインスリンや細胞のインスリン受容体の活性がとても低い

▽血液への糖の供給が多すぎる（栄養の摂り過ぎ）………など

いずれも結果的にインスリンが不足して糖が余る高血糖状態になります。

血糖がものすごく高くなると、それだけで意識障害を起こしてしまうこともありますが、通常の糖尿病では、早期には自覚症状がほとんどみられません。そして、これこそが糖尿病の怖いところなのです。知らず知らずのうちに、長年にわたって血糖が高い状態が続くと、網膜症という目の病気で失明したり、尿を作れなくなる腎症という病気で人工透析が必要になるばかりでなく、全身性の動脈硬化を起こして脳血栓症の原因となります。

＊**代謝**（たいしゃ）：代謝には同化作用と異化作用があります．同化作用は身体を作る代謝といわれ、外から摂りこんだ食物などを分解して栄養素とし、身体各部の細胞や組織を作ります．異化作用ではその栄養素を、心臓や筋肉を動かしたり、身体を温めるエネルギーとして使います．

さらには、心房細動という不整脈といっしょになると、心臓の中で血栓ができやすくなるため、心原性脳塞栓症の危険因子ともなりうるのです。

▼心房細動

心原性脳塞栓症のいちばん多い原因は心房細動という不整脈です。心房細動は高齢者になると出てくる不整脈で、日本人のデータでは七〇～八〇歳ともなると、男性の四％、女性の二％には心房細動の方がいると報告されています。前にもお話ししましたが、心房細動があると心臓の拍動が不規則になるばかりでなく、本来なら、左右の肺から入って左心房から左心室を経て大動脈へと続く血液の一方通行の流れが乱れてしまって、左心房に血液が停滞します。特に停滞しやすいのが左心耳という部分です（25頁の図を見てください）。血液には怪我をしたときなどに失血を防ぐため、基本的に固まろうとするはたらきがあって、滞留した部分で血の塊を作ることがあります。この塊からちぎれたものが血流に乗って脳の血管へ到達して、その血管を詰まらせると脳梗塞（脳塞栓）を起こすのです。

心房細動のある人のなかでも特に脳梗塞を起こしやすい人を見つけるスコアがあります。CHADS2スコアというもので、うっ血性心不全*（C：1点）、高血圧（H：1点）、七五歳以上の高齢者（A：1点）、糖尿病（D：1点）、脳梗塞の既往（S：2点）、以上の合計点（最高6点）を計算しますが、点数が高いほど脳梗塞を起こす危険性が高いとされています。

CHADS₂スコア

C：Congestive heart failure（うっ血性心不全）	1点
H：Hypertension（高血圧）	1点
A：Aged（75歳以上の高齢者）	1点
D：Diabetes Mellitus（糖尿病）	1点
S：Stroke（脳梗塞の既往）	2点

危険度	低						高
合計点数	0	1	2	3	4	5	6

***うっ血性心不全**（うっけつせいしんふぜん）：心臓のポンプ機能が低下した結果、下流側の肺などに血液が溜まって息苦しさや全身のむくみなどの症状を呈するものを「うっ血性心不全」といいます．

CHADS^{2}スコアの高い人は脳梗塞を起こす危険性が高いので、できるだけ早く医療施設で検査を受けられるようお勧めします。

▼過度の飲酒

大量の飲酒は脳卒中の危険因子になります。脳出血とくも膜下出血については、飲酒しないほうが発病率が低いことがわかっています。ところが、脳梗塞については、少量の飲酒によって発病率がわずかながら低下することが言われています（Jカーブ現象*）。タバコは「禁煙」と言って、まったく吸わないほうが良いのですが、飲酒については「節酒」が良くて、極少量の飲酒は必ずしも悪くないということになっているのです。

問題は「極少量」の程度にあります。エタノール量で一日二〇グラム程度が推奨量といわれていて、具体的には、日本酒で一合、ビールで中瓶一本、ワインでグラス一・五杯程度になります。ただ、飲酒という行為では量が調整できなくなる場合が多いことから、これまで飲酒しなかった人がわざわざ飲む必要はまったくありません。極少量が少し良いと言っても、まったく飲まないこととそれほど大きな差があるわけではなく、飲酒をコントロールできなくなって過量に飲むことのほうがよほど悪いのです。

もちろん、大量飲酒は脳卒中ばかりでなく、肝臓障害など全身への影響もあることをお忘れなく……。

＊**Jカーブ現象**：いくつかの疫学研究の結果から、飲酒量と発病リスクとの関係には数種類のパターンが見られることがわかってきました。左のグラフで、灰色の点線のような正比例の関係は高血圧や脳出血で見られます。少量の飲酒によってリスクが低減するパターン（その形から「Jカーブ」とか「Uカーブ」といわれます）は虚血性心疾患や脳梗塞で見られます。

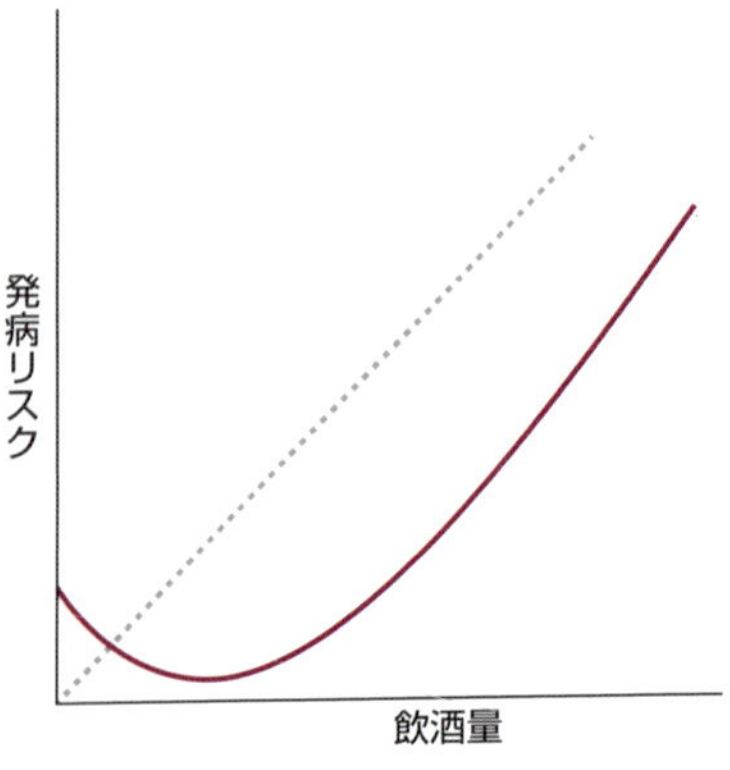

▼コントロールできない危険因子について

この章の最初で説明したように、日本人であること（人種・風土・生活環境）や性別、年齢を重ねること（加齢）はコントロールできない危険因子です。またご自分の家系に関しても、選択の余地のないコントロール不可能な因子（家族歴）と言えます。

血の繋がった家族の人に脳卒中を含めた血管障害があると、ご本人も脳卒中になりやすいことがわかっています。これについては、同じ家に住んで同じようなものを食べ同じような生活をしていると、同じ病気にかかりやすくなるという危険因子が考えられますが、もうひとつ、遺伝的に体質が似ているという危険因子が考えられます。さまざまな遺伝子の検討が行なわれていますが、現時点で、どのような遺伝子を持っているとどの程度危険かは、まだ確立されていません。将来的には、遺伝子の違いでどの病気がどの程度起こりやすいかがわかる時代がくるかもしれません。

脳卒中のなかで家族歴が特に重要なものに、くも膜下出血があります。その原因となる動脈瘤は、血の繋がりのある人に同じようにできやすいことがわかっています。動脈瘤は頭部MRによって破裂する前に見つけられるので、家族歴にそういう心配のある方は検査を受けて破裂を予防できるかもしれません。ただし、まったく家族歴も不安な症状もないのにむやみに高価な検査を受けて、結局、お金で心配の種を買うなんてのは逆効果というものでしょう。

脳卒中を起こすその他の病気

アテローム血栓性脳梗塞やラクナ梗塞以外にも脳の動脈がつまる病気がありますし、くも膜下出血や脳出血を起こす病気があります。

代表的なものに、比較的若い人に多い**「動脈解離」**があります（下図参照）。動脈は外膜、中膜、内膜の三層構造になっていますが、この膜に何かの拍子で傷がつき、その結果、血管の壁が裂けるのが動脈解離です。動脈解離は日本人では、頭の後方から脳へいく椎骨動脈という血管が頭蓋骨に入ったあたりで裂けることが多いとされています。この部分で裂けると脳の延髄という部位へゆく血管が巻き込まれて脳梗塞を起こしますし、外側まで裂けた場合には、くも膜下出血を起こします。

破れたのが内膜・中膜までか、外膜も破れたか、どこまで傷ついたかで現れる症状は変わります。つまり、外膜まで破れてそのまま血管の外側に血液が出ると、いわゆる出血という状態になります。外膜までいかずに壁の途中まで裂けた場合は、壁の中に出血して血液の塊である血腫を形成し、本来の血液の流れ道である内腔を狭くし、閉塞させるわけです。

このほか、脳卒中をひき起こす病気としては、「**もやもや病**」や「**血管炎**」などがあります。

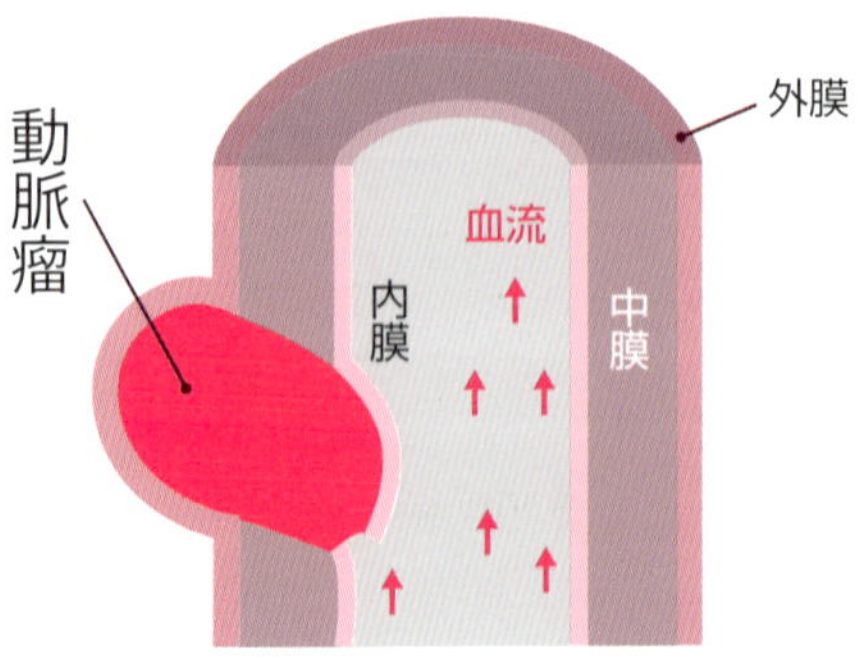

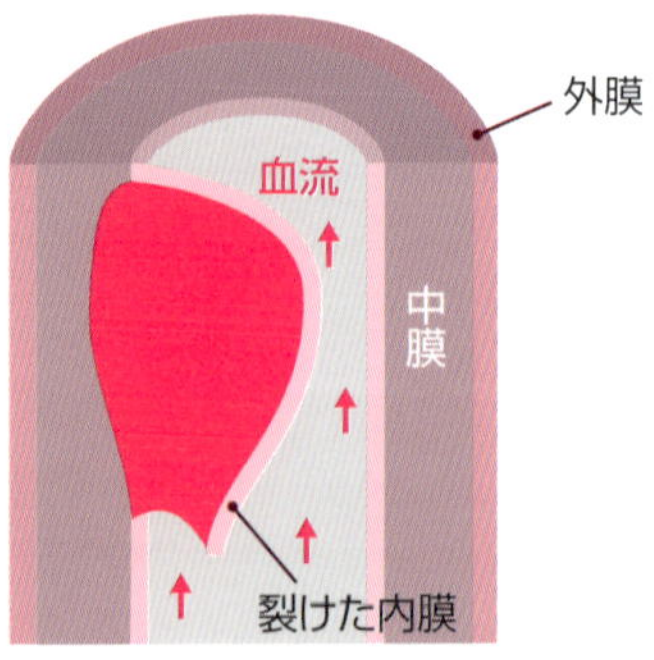

脳卒中—その原因？

もやもや病は原因不明のいわゆる難病指定疾患の一つです。首のやや前の方を走って脳へいく内頸動脈という血管が頭蓋骨の中で閉塞します。子どもでは、血流不足による一過性脳虚血発作や脳梗塞が起こることがあります。内頸動脈が狭くなったり閉塞するとともに、血流の低下を補うために細い動脈が細かい網のように発達してきます。この様子を血管造影などで観察すると、タバコの煙のようにモヤモヤして見えることから名付けられました。成人では脳梗塞の原因になるばかりでなく、このもやもやした血管が破綻して脳出血も起こすようになります。

血管炎は読んで字のごとく血管に炎症が起きた状態です。動脈（大きなのも細いのも）、静脈、毛細血管など種類を問わず侵されます。明確な原

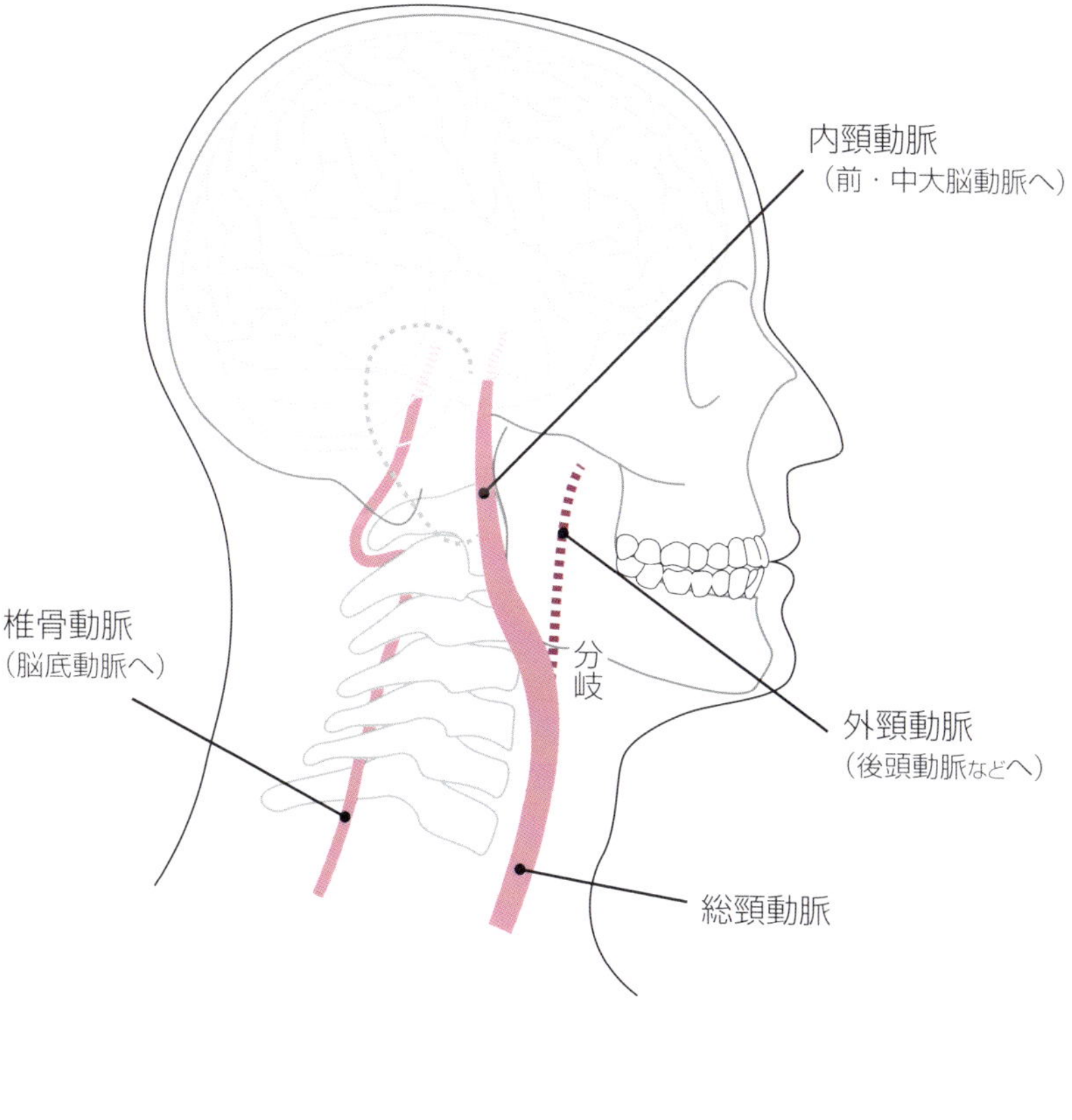

因はわかっていませんが、ある種のウイルス感染や薬品の影響によってひき起こされるケースもあります。ただし、これらは直接の原因ではなくて、これらに刺激されたヒトの免疫系が自分の血管などを敵と間違えて攻撃することから生じるものと考えられています。

脳卒中と加齢現象

脳卒中は脳の血管の病気ですから、年齢を重ねることに伴う血管の老化が実はいちばんの危険因子です。ひとくちに老化といっても、白髪が混じったり、しわが増えたり、関節が硬くなったりと、その現象にはそれとはっきりわかるものがある一方で、骨や血管や内臓器など、その老化の進行状態が専用の機械や特殊な検査をしなければわからないものもあります。検査をしないままに、折れて初めてわかったり、切れたり詰まったりして初めてわかるのでは、手遅れというものです。どんなに頑張っても肉体の老化を止めることはできません。生きている限り、動脈は硬くなってきますし、骨の密度は低くなります。しかし、さまざまな危険因子を上手にコントロールすることで、老化の進展を遅らせることはできます。ご自分の加齢現象がどこまで進んでいるか、ぜひしっかり調べて確認されることをお勧めします。

39 脳卒中—その原因？

脳卒中の治療法は日々進歩していますが、いちばんの対処法は、何と言っても脳卒中にならないように予防することです。そのためには危険因子をよく知っていただいて、早くからきちんとコントロールすることが大切です。定期的に健康診断を受けて、その結果に基づいて生活習慣を見直すことが脳卒中の予防につながります。

セカンドオピニオン

さまざまな治療法の情報を得たり診断結果を理解するために、担当医以外のドクターから意見をもらうことを「セカンドオピニオン（第二の意見）を求める」と言います。これと密接なつながりのある言葉に「インフォームドコンセント（説明に基づく同意）」があります。これらの根底にあるのは、ご自分の病気に関する的確かつ十分な情報をもとに、ご自分に合った治療方法を検討し、患者ー医療者が協力して病気と戦おうという考え方です。たとえば、悪性腫瘍に対する「化学療法」や「放射線療法」では、患者さんの強い忍耐力が欠かせません。この場合、ご自分で選んだ治療法だから、覚悟を決めて戦える部分が大きいのではないでしょうか？　激しい吐き気や脱力感や痛みに耐える患者さんのために、医療者もできる限りのサポート（支持療法）をします。

一方で、最新の治療法や最新の診断機器を求めて、あるいは、ご自分の気に入った診断名を求めて、病院外来を転々とする方がいます。次々に紹介状を書いてくれとせがまれます。たくさんの医師に診てもらうというところは「セカンドオピニオン」と似ているようですが、これは「ドクターショッピング」という悪癖です。お金の無駄であるばかりでなく、本当に医療が必要な方の時間を横取りすることにもなりかねません。

第3章

脳卒中かな？

脳卒中のなかでも、くも膜下出血は脳梗塞や脳出血とはまったく異なる症状が現れるので、まずはくも膜下出血の特徴的な症状から説明しましょう。

くも膜下出血の症状

くも膜下出血のいちばんの特徴は、「突発する激しい頭痛」です。頭蓋骨というヘルメットに囲まれた中の脳の表面の狭い隙間で、風船がはじけるように動脈が破れて出血するので、頭蓋骨の中の圧力（頭蓋内圧）が急激に上昇します。その結果、激しい頭痛と嘔吐、そして意識障害を起こします。脳梗塞や脳出血のように、手足の麻痺で症状が始まることは通常はありません。ただし、出血後に脳の一部に障害が起きて、後遺症として身体のどこかに麻痺が出ることはあります。

最も多い脳動脈瘤の破裂によるくも膜下出血では、「人生でいちばん強い頭痛」「ハンマーで殴られたような」といった表現がよく使われますが、最大の特徴は、「**突発する**」ことです。何時何分と、はっきりわかるように急激に症状が出現します。激しい頭痛とともにほとんどの方は嘔吐します。そして、意識を失うことが多く、そのまま亡くなる方もいらっしゃいます。ひどい頭痛は風邪をひいても起こることはしばしばありますが、「突発する」ということを、とにかく覚えておいてください。

脳動脈瘤破裂のほかに、くも膜下出血の原因としては血管奇形からの出血もあります。血管奇形は脳の中の表面に近いところにありますので、脳出血の合併が多くみられます。合併した場合には、後程お話しする手足の麻痺などが伴うことも多く、また、けいれん発作の原因となることもあります。

ところで、くも膜下出血のいちばん多い原因である動脈瘤破裂では突然の発症が特徴と言いましたが、数日前から膨らんだ動脈瘤によって脳の神経や組織が圧迫されることで、物が二つに見えたり、めまいや吐き気、軽いけいれんなどの前兆がみられることもあります。また、ほんの少しだけ出血することがあり、本格的なくも膜下出血による頭痛の前に、突発する比較的軽い頭痛を経験することがあります（警告出血*）。特に高血圧や喫煙習慣などの危険因子のある方は、こうした前兆を感じられたら、できるだけ早く医療施設でチェックされることをお勧めします。

脳梗塞・脳出血の症状

脳はその部位（場所）ごとに異なった仕事をしています。脳卒中では、障害された部位によって特徴的な症状が現れます。たとえば、左側の脳の中央よりやや前寄りが障害されると右側半身の運動麻痺、右側の脳なら左側半身の運動麻痺が生じます。脳の後方がやられると、物を見たときに右側あるいは左側

*＊**警告出血**（けいこくしゅっけつ）：この本の最初に提示した「**エピソード3**」を思い出してください。

半分が見えにくくなります（視野障害といいます）。右目で見ても左目で見ても右側あるいは左側が見えにくいのが特徴です。また、右利きの人の大部分では左側の脳に言語中枢がありますので、左側の脳で大きな出血や梗塞が起こると、失語症といって言語をあやつることができなくなります。さらに失語症の中でも、前寄りでは言葉を発することができない（運動性失語）、後寄りでは言葉の意味がわからない（感覚性失語）というように、場所によって症状が変わります。

心筋梗塞でみられる「胸痛」や肺塞栓症でみられる「呼吸困難」「血痰」のような明白な単一の症状ではないところが脳卒中の難しいところです。しかも、発症した本人はご自分が脳卒中だと気づかないことも往々にしてあります。そんなときには、ご家族や同僚、居合わせた方々の協力が欠かせません。何らかの症状が出たときに、少しでも早く医療施設を受診してもらうための目安みたいなものが米国で作られているので、ご紹介しましょう（もちろん、わが国でも使われています）。

▼片側の口角が落ちる、顔面の麻痺（Ｆａｃｅ）
▼片側の腕があがらない、落ちる（Ａｒｍ）
▼言葉がうまくしゃべれない（Ｓｐｅｅｃｈ）
▼その場合には時間がない（Ｔｉｍｅ）

それぞれの頭文字をとってＦＡＳＴ（ファースト）と呼ばれています。これはもともと「血栓溶解療法＊」のキャンペーンのために作られたものです。こ

＊**血栓溶解療法**（けっせんようかいりょうほう）：静脈から血栓を溶かす薬剤を注入して血管の詰まりを解消する治療法です．詳細は67頁をご覧下さい．

45　脳卒中　かな？

の治療法では発症から四時間半以内に薬剤を注入しなければなりません。そのため、処置のできる医療施設には三時間半以内くらいに到着していなければ間に合いません。

「なぜ一時間も待つの？　着いたらすぐに注射すればいいじゃない」と思われるでしょう。しかし、現実はそんなに簡単ではありません。血栓溶解療法で使われる薬剤は血液を固まりにくくします。ですから、これをもし、脳出血の方に投与すると大出血を起こす危険性があるのです。さらに、消化管や尿路など脳以外にも出血性の病気がある場合には、この治療法は適用されません。このほかにもいろいろなチェック項目があって、これらをクリアしないと治療開始できないのです。詳しくは次の章で改めてお話しします。まず、その病気が脳梗塞であって、そのほかには適応を除外すべき問題がないことを確認しなければなりません。そのための時間が必要なのです。最後の「T」にはそういう意味もあるのです。

ここで、脳卒中で現れやすい症状をまとめておきます。

□**右半身あるいは左半身の運動麻痺や感覚障害**：脳の障害では半身、たとえば右側の腕と足というように、症状が体の縦半分に出るのが特徴です。

□**視野障害**：右側半分あるいは左側半分がよく見えない症状です。右目が見えにくくなったと言って受診される方がいらっしゃいますが、脳の障害による視野障害では、右目でも左目でも右側半分が見えにくいのが特徴です。見えていないことに気づかず、右側にある物や人にぶつかる、車を右側にあるポールにぶつけた、というようなことで気づくこともあります。

□**バランス障害**：脳の中でも特に小脳がやられると運動のバランスが悪くなります。歩くと身体が傾く、そして千鳥足のような歩行になることがあります。小脳がやられると多くの場合、めまい、さらに吐き気、嘔吐を伴います。

□**言語障害**：知らない外国語のように言葉をあやつれない「失語」以外にも、ろれつが回らない「構音障害」を呈する場合があります。

▼痛みについて

先に説明したくも膜下出血では突然の激しい頭痛が特徴でしたが、脳梗塞では一般に頭痛を感じません。脳自体は痛みを感じないといわれており、脳の表面の膜や血管が引っ張られたり押されたりすると痛みを感じるのです。

脳出血では、出血量が多くて周囲の組織や神経を圧迫すると、頭痛が起こります。また、血管そのものが裂ける動脈解離では、血管に沿って痛みが放散する場合があります。脳梗塞で痛みがある場合には動脈解離のような特殊な脳梗塞を疑う必要があります。

このあとは、実際の例を見ながら脳卒中の症状を確認しましょう。

47 脳卒中　かな？

実例解説

▼突然の激しい頭痛・嘔吐・意識障害

斎藤大輔さん（仮名）、五〇歳男性。健康診断で、「少し血圧は高めだがしばらく様子をみていましょう」と言われていました。一日二〇本の愛煙家です。以前、お姉さまがくも膜下出血で治療を受けたことがありました。

ある日の一〇時頃、会社で会議中。少し熱の入った議論になったところで、突然頭を殴られたようなひどい痛みとともに吐き気がし、あわててトイレに駆け込んだところで嘔吐してしまいました。そのまま意識がなくなり、くずれるように床へ倒れこみました。付き添っていた同僚が急いで救急車を要請しました。

一〇分ほどで救急隊が到着しました。隊員が大きな声で名前を呼びかけると目を開けて反応しますが、すぐに閉じてしまいました。

「斎藤さん。右手を動かしてください」

隊員の呼びかけに反応して、手足は全部指示通りに動かすことができました。現場での血圧は190/100mmHgでした。意識障害としてK病院救命救急センターへ搬送されました。病院到着時には意識は改善し、会話もできる状態でしたが、頭痛はまだ残っていました。

頭部CTでくも膜下出血と診断されました。

▼物が二つに見えて、歩くとよたつく

河田翠さん（仮名）、七二歳女性。高血圧、糖尿病、脂質異常があり、ご近所の診療所で定期的に診察を受けて、お薬を処方されていました。

ある朝、ベッドから起き上がってトイレへ行くのに、部屋の中を歩こうとしたら、よたついて倒れそうになりました。休み休み壁を伝わるようにして、ようやく移動できました。物が二重になって見えるので、何度も目をこすってみましたが治りませんでした。とにかく、立って歩くことができないので、とても不安になりました。しばらく横になって様子をみても改善しないので、そのことをご主人に話すと、やはり心配だということで、病院で診てもらうため、救急車を呼ぶことにしました。

病院到着時、意識は、はっきりしていましたが、右の眼球を左方向（鼻側）に動かすことができませんでした。手足の明らかな麻痺はありませんでしたが、立って歩こうとすると、よたよたしてバランスが悪い状態でした。

診察していくうちに、両目では物が水平方向にダブって見えるのですが、片側ずつだと問題がないことがわかりました。さらに、左側に両目を向けるとダブった像がはっきり二つに分かれて見えるのですが、右側に両目を向けてもダブらないことがわかりました。

頭部CTでは異常を発見できませんでしたが、頭部MRで脳幹部に小さな梗塞が認められ、ラクナ梗塞と診断されました。

▼左側がよく見えない

佐々木正子さん（仮名）、八〇歳女性。心房細動という不整脈を健康診断で指摘されたことがありましたが、血圧をはじめとして他にまったく病気もなく、医師からも特にお薬を勧められてはいませんでした。

朝起きた時に、なんとなく変な感じがしたのですが、さほど気にもとめず、いつも通り茶の間へいこうと歩き出したとたん、左側の肩に何かぶつかりました。最初は何ごとかと慌てましたが、よく見ると左側の襖が開ききっていませんでした。茶の間に座ってお茶を入れようと、いつも座卓の左隅に置いている急須を取ろうとしましたが、見つかりません。テレビを見ると、左のほうがよく見えないことに気づきました。どうも左目がおかしいと思い、近所の眼科に向かいましたが、左側から出てくる人とぶつかりそうになってしまいました。眼科では、「現時点で左目自体に問題はないようです。それより、左側が見えていないということが問題」と言われて、すぐに脳神経の専門医のところに紹介されました。

専門医の診察では、右目でも左目でも、左側半分の視野が欠けており、見えていないことが指摘されました。この他には麻痺や感覚低下といった異常は認められませんでした。

ＣＴとＭＲの検査が行なわれて、右後頭葉に新しい脳梗塞が起こっていることがわかりました。心房細動からの心原性脳塞栓症と診断されました。

▼右手と右の口角がしびれる

伊藤和夫さん（仮名）、七五歳（男性）。高血圧と脂質異常があり、ご近所の診療所の処方薬でコントロールされていました。

ある朝、起きようとして右手をついたら、力が入らずしびれた感じがしました。右の頬も少し重くしびれた感じでした。右下に寝る習慣があったので、寝違えて首でも捻ったかと思ったそうです。しばらく経っても右手のしびれ感はなくならず、右の口角もしびれたままだったので奥様とも話して、まずはいつもの診療所に相談しました。相談を受けた医師は右口角のしびれに注目して、すぐに神経内科の専門医を紹介してくれました。

紹介された病院の専門医は、やはり伊藤さんの口角のしびれから脳卒中を疑い、頭部MR検査を実施しました。検査の結果、左視床*に小さな脳梗塞が起きているのがわかりました。

脳の視床というところは感覚の集合点で、口角と手の感覚を司っている部分が近接していることが知られています。手だけのしびれなら、伊藤さんが最初に思ったように、寝ていて腕が圧迫されたり、頸椎症といって頸椎から手にゆく神経の出口が圧迫されたりして起こることも多いのですが、いっしょに口角がしびれた時は視床に何か起こっている可能性があります。

***視床**（ししょう）：脳の深い所にあって、顔面を含む全身の感覚を大脳に伝える中継点として機能しています．ですから，ここがやられると，右半分あるいは左半分の感覚障害が起こります．二番目に多い出血部位です（約三〇％）．脳を輪切りにして前方から見た図を19頁に掲載しました．左の図と合わせて視床の位置を確認してください．

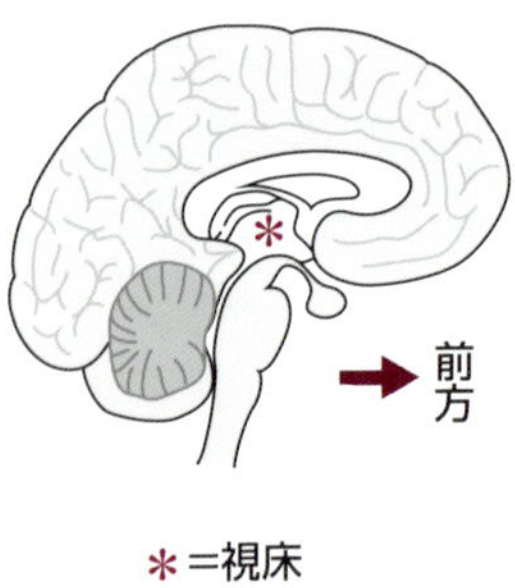

*＝視床

▼左手と左足に力が入らない

江藤和子さん（仮名）、六五歳（女性）。高血圧と糖尿病、脂質異常があり、近くの診療所に通院していましたが、なかなか間食を止めることができず、少し太り気味で、糖尿病のコントロールが今ひとつ不調でした。

ある日曜日のこと。家族といっしょに遅めの朝食の片付けも終わった一〇時頃、お茶で一服してから立ち上がり際に、左手をテーブルにつこうとしましたが、思うように動かすことができません。力を入れようとしても言うことを聞いてくれないのです。さらに、左足がふわふわした感じで、しっかり立ち上がることもできません。「なんか変だな」と思って座ったままじっとしている間にも、どんどん力が入らなくなってくるので、すごく不安になりました。ご家族に声をかけて、救急車を呼んでもらいましたが、救急隊が到着した時には、すでに左の手と足がほとんど動かなくなっていて、言葉もろれつが回らない状態でした。

搬送された救急外来では左側の片麻痺という診断で、その原因を探るため、すぐに頭部のＭＲ検査が実施されました。大脳の右半球に脳梗塞が見つかりました。また、首の動脈を超音波で調べたところ、頸動脈が細くなっているのがわかりました。頸動脈の粥状効果によるアテローム血栓性脳梗塞と診断されました。

▼急に右手と右足が動かなくなり、意識状態も悪く話せなくなった

後藤彰一さん（仮名）、五五歳（男性）。毎年、勤め先の健康診断で高血圧が指摘されていて、その都度、通院と薬物治療を勧められていましたが、根っからの病院嫌いで受診を逃げていました。仕事が営業職ということもあって、生活リズムは不規則になりがちでした。

ある日の一〇時頃、三か月前に見積り書を提出して先月納品になった商品の金額について、取引先から電話で問い合わせを受け、後藤さんが対応したところ、値引きしないと返品するとのことでした。あまりに理不尽な内容にすっかり興奮してしまった後藤さんでしたが、気を取り直して経緯を問いただそうとしたところ、急にしゃべりづらくなり、それとともに右手と右足の力が抜けて、椅子からずり落ちてしまいました。起き上がろうとしてもまったく力が入らず、助けを求めたくても「ううう……」と呻くことしかできませんでした。

異変に気付いた同僚がすぐに救急車を呼んでくれました。救急隊の到着時の記録では、血圧210/100㎜Hg、右片麻痺とともに意識低下、発話不能となっていました。

救急外来では、大きな声をかけないと目を開けず、右半身は完全に麻痺していて、言葉もまったく出てこない状態でした。頭部CTで左被殻の脳出血＊と診断されました。

＊**被殻**（ひかく）：脳のほぼ真ん中の深い所にあります．視床を囲むようにある基底核の一部を構成しています．基底核には、言語や行動、理解、認識など、高次脳機能をコントロールする神経細胞が集まっています．また、視床との間の内包《ないほう》というところには、意識的な運動や感覚と関連する神経線維が通っています．脳出血が最も多い部位です（三〇～四〇％）．

53　脳卒中　かな？

▼左半身がしびれたと思ったら、だんだん左側が動かなくなった

水島靖子さん（仮名）、八〇歳（女性）。持病に高血圧（150/90mmHg）があって、近くのクリニックに通院してお薬を処方してもらっていましたが、きちんと服薬していませんでした。五歳年長のご主人との二人暮らしで、週に二回買い物の介助のためヘルパーが訪問していました。

その日は午前中に買い物に出かけて、午後からクリニックで薬をもらってくる予定でした。用事が重なってお医者に行けず、もう一週間ほど薬が切れたままでした。買い物をすませ、台所のテーブルでご主人と二人でお昼を食べたあと、すぐ横の流しで後片付けをしていたところ、左手で茶碗を取ろうとしましたが手がしびれたようになって、つかむことができませんでした。そのうち、身体の左側全体から力が抜けていくような感じがして、そのまま崩れ落ちるように倒れこんでしまいました。テーブルでお茶を飲んでいたご主人が駆け寄りましたが、ただならぬ様子に急いで救急車を要請しました。

救急外来で診察したところ、左の手と足の運動麻痺（左片麻痺）があり、左半身の触られたりつねられたりの感覚が低下していました。頭部CT検査では、右の視床に脳出血が認められました。出血は視床から少し外側の内包まで広がっていて、このため運動麻痺も現れたものと考えられました。診断は高血圧性脳出血でした。

薬で高血圧をコントロールしている場合、薬を飲んだり飲まなかったりが最もよくありません。

▼言葉が話せない

山崎聡子さん（仮名）、八五歳（女性）。六〜七年前の健診で心房細動を指摘され、お薬を処方されていましたが、きちんと服用できていない状態でした。二世帯住宅の別棟に住むご長男が注意してはいましたが、「あれま、つい忘れてしまったのよ。ごめんね」と悪びれずに言われると、あまり強くも言えなくなるとのことでした。

ある秋の土曜の朝のこと。おじいちゃんの米寿の祝いの相談で、長男が妊娠中の孫娘夫婦を連れてやってきました。聡子さんは米寿の話はそっちのけで、ひ孫の誕生祝いをどうするかと、お祝いの品をメモしながら孫娘と話し込んでいました。ところが、突然まったく言葉が出なくなって、使っていたペンを落としても拾うことができず、右側にふらっと身体が傾いたまま戻せなくなってしまいました。「おばあちゃん、大丈夫？」という孫娘の呼びかけに反応はするのですが、言葉が出てきません。それを見たご長男はすぐに救急車を要請しました。

救急外来では、右側の軽い麻痺に加えて失語症という診断でした。言葉は理解できるのですが、話すことがまったくできない状態でした。頭部ＭＲ検査で左側の前頭葉に新しい脳梗塞が見つかりました。また、血管造影をすると左中大脳動脈の少し先の枝が詰まっていることがわかりました。心原性脳塞栓症と診断されました。発症から三時間でしたので、ｔＰＡによる血栓溶解療法＊が開始されました。

＊**ｔＰＡ血栓溶解療法**（てぃーぴーえーけっせんようかいりょうほう）：67頁に解説してあります。

55　脳卒中　かな？

▼突然倒れて、左側がまったく動かせない

真山郁子さん（仮名）、八二歳（女性）。いつも元気で活動的な郁子さんは、まさに医者いらずの生活をしていました。六〇歳から始めた写真撮影の会合にも毎月欠かさず参加していて、二週間後には近所の画廊を借りて個展を開く予定でした。そんなある日、お友達とレストランでおしゃべりしながら食事を楽しんでいたところ、急に椅子から左側へ滑り落ちてしまいました。お友達が助け起こそうと左腕を支えても、力が入らなくて起き上がることができません。郁子さんの左半身はまったく動かなくなってしまいました。急を見て駆けつけたお店の人がすぐに救急車を要請しました。

救急外来では意識ははっきりしていて、話をすることもできましたが、身体の左側がまったく動かない状態（左片麻痺）でした。救急医の診察で、左側がよく見えていない「左同名半盲」、両目が右側に偏ったままの「共同偏視」、左側への注意が悪い「左無視」が認められました。また、心電図で心房細動が認められました。

頭部ＭＲ検査では、右内頸動脈が詰まっていて、右大脳半球の脳梗塞が認められました。ほかには、ＣＴ検査でも出血箇所は見当たらず、心原性脳塞栓症と診断されました。

お店の人の機転で迅速に救急搬送されたので、発症から一時間しか経っておらず、すぐにｔＰＡによる血栓溶解療法が開始され、同時に血管造影室に移動して血管内治療による血栓回収療法*が行なわれました。

***血栓回収療法**（けっせんかいしゅうりょうほう）：68頁の血管内治療の項で解説してあります。

脳卒中を疑ったら救急車

脳卒中は一分一秒を争う病気です――。「脳卒中かな？」と思ったら、まず救急車を呼んでください。

消防庁の発表（二〇一五年）によると、一一九番通報から現場到着までの全国平均所要時間は八・六分。現場から病院収容までの全国平均所要時間は三九・四分とのことです。通報してから病院に着くまでに約五〇分も――都市部では交通渋滞などでもっとかかることもあるそうです（ただし、このデータは全出動件数の集計なので、脳卒中に限った場合はもう少し速くなるようです）。救急隊は最も近いところで脳卒中治療ができる医療施設を把握していて、脳卒中が疑われる患者さんを迅速に搬送してくれます。手当てが早ければ早いほど、脳のダメージは低くなります。

もし、救急車を呼んでいいか自信がないときは「＃七一一九」に電話をかけて相談しましょう。ここでは、医師や看護師が二四時間体制でサポートしてくれます。必要なら応急手当ての方法をアドバイスしてくれることもあります。また緊急な場合には救急車の手配もしてくれます。

かかりつけのお医者さんに相談したいときも電話を使いましょう。その先生も「すぐに救急車を」とおっしゃるはずです。それは決して面倒だからではありません。それが最良の方法だからです。

第４章

脳卒中 知ってて安心 治療法あれこれ

くも膜下出血の治療

脳動脈瘤の破裂によるくも膜下出血は動脈からの出血ですから、血が止まらなければ、そのまま亡くなってしまいます。ごく微量の出血なら短時間で止まることもありますが、動脈瘤の大きさや服用されている薬によっては簡単に止まらないこともあります。その場に居合わせた方には、いきなり頭を抱えて嘔吐して意識を失った人を目の前に、落ち着けと言うほうが無理かもしれませんが、速やかに救急車を手配することと安静を保つことを忘れないで、無理に身体を揺すったり動かしたりしないでください。

亡くならずに医療施設にたどり着けたということは、出血が比較的少なかったか、一時的に止血していることを意味しています。次にくる最大の危機は**「再出血（または再破裂）」**です。ですから、くも膜下出血が疑われる方が搬送された場合、再出血を防ぐため、まずはできるだけ安静な状態を保って、血圧の急激な上昇などから脳を守らなければなりません。しかし、ただ安静にしているだけでは治療も進みません。患者さんの血液や全身状態をチェックしたり、病歴を調べたり、出血箇所を検索（CT、MRI）したりと、医療施設では細心の注意を払って治療を開始するための準備を進めます。しかし残念ですが、状態が悪すぎて治療不可能という判断が出ることもありえます。

再出血の予防には動脈瘤を手術的に治療する必要があります。方法としては、開頭クリップ術（クリッピング）と血管内手術（コイル塞栓術）が行われます。

▼クリップ術

比較的状態が安定している場合（呼吸や血圧が安定していて昏睡状態ではない）に適用となります。手術手技も確立されていて、直接動脈瘤を処置するので再出血予防には最も確実な方法とされていますが、目的の動脈瘤が脳の奥深くにある場合は手術困難になることもあります。原則として発症から七二時間以内に施術しますが、状態が不安定になれば二週間ほど待機することもあります。

全身麻酔下に頭蓋骨の一部をはずして行います（開頭手術といいます）。あらかじめCTやMRIで見当をつけておいた部分を、さらに顕微鏡で目視確認しながら、動脈瘤の根元に金属製のクリップをかけて中に血液が流れ込まないように締め付けます。動脈瘤の袋は残りますが、それ以上内容物が増えて破裂しないようにするわけです。ただし、術中に隣接する血管を傷つけたり、動脈瘤が保たずに再破裂する危険もあります（開頭手術なので直接迅速に対応できるとは言え……）。

クリップで対応できない大きさの動脈瘤や、場所的に直接クリップが難しい動脈瘤では、トラッピング術*やコーティング術*などが検討されます。

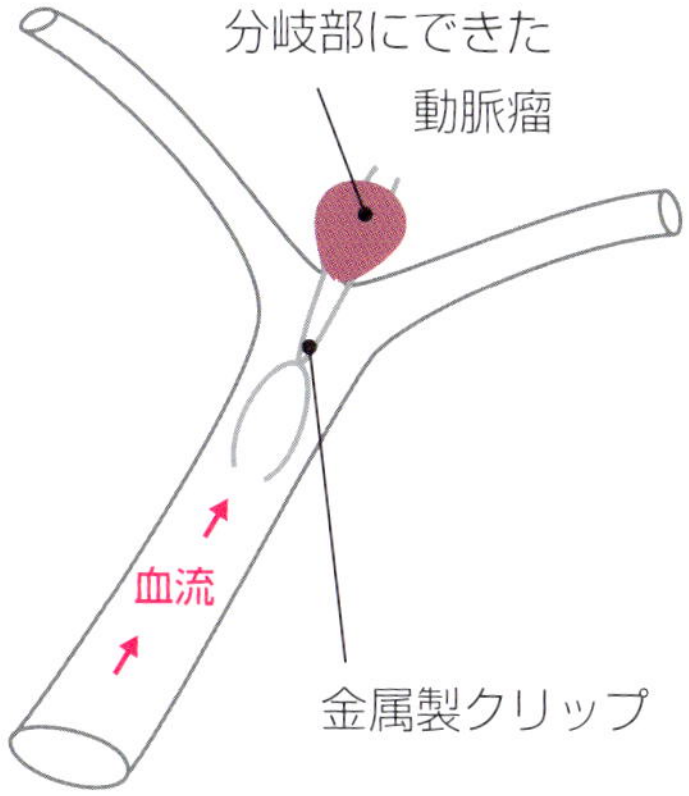

***トラッピング術**：動脈瘤が非常に大きくて、小さなクリップでは対処できないときに、動脈ごと血流を止めてしまう方法です．この場合、止めた先への血液供給のためバイパス術が必要になることがあります．

***コーティング術**：クリップがかけられない小さな動脈瘤の表面をコーティング剤で保護する方法です．弱い袋の壁を補強して破裂を防ぎます．

▼血管内手術（コイル塞栓術）

全身状態によって開頭手術が難しいと判断された場合や、動脈瘤が脳の深いところにあってクリップ術の操作が難しいと判断された場合などに適用となります。開頭しないので身体への負担も軽く、入院期間も短縮できます。ただし、動脈瘤が大き過ぎるとか、大きな脳出血を伴っている場合には適用されません。

足の付け根の動脈から細い管（マイクロカテーテル）を入れて、脳の動脈瘤まで到達します。このマイクロカテーテルを通して、細くてしなやかなプラチナ製のコイルを瘤の中に詰め込みます。瘤の中がプラチナのコイルできっちり埋まると血液が流れ込めなくなるわけです。ただし、開頭しているわけではないので、術中に再出血するとすぐに対処することができません（命に関わります）。もし瘤の中に血栓があると、押し出されて血流に乗ってほかへ運ばれる危険もあります。また、術野*の観察はX線透視下になるので、放射線の被ばくも避けられません。

クリップ術もコイル塞栓術も優れた治療法である一方で、それぞれお話ししたような欠点があることも見逃せません。われわれ医療者は患者さんの状態を慎重に見極めながら、どの対処法が最適かを検討します。しかも、与えられた貴重な時間を浪費することなく……。

＊**術野**（じゅつや）：実際に手術を行なっている部分の視野・見える範囲のこと．

くも膜下出血は、死亡率の高い病気です。一般的に発症から一カ月以内の死亡率は五〇％（つまり二人に一人は亡くなられる）といわれています。さまざまな治療法の進歩にもかかわらず死亡率の高さはほとんど変わりません。もちろん、出血がきわめて少なく、すこし頭痛がした程度で最初の発作がすむ方もおられますが、突発的な激しい頭痛では、速やかに精査して、再出血を防ぐことを最優先に行動しなければなりません。再出血した場合には、死亡率はさらに高くなります。

くも膜下出血の急性期の治療としては、以上のような再出血の予防以外に、急性水頭症と血管攣縮《れんしゅく》に対する治療があります。

▼急性水頭症に対する治療

くも膜下腔は本来、脳脊髄液が流れているところです。ここに出血して血液が充満すると、脳脊髄液の流れが妨げられ、結果として、水頭症*という状態を招くことがあります。この場合、脳内の脳脊髄液が溜まっている脳室*や脊髄の周りのくも膜下腔に手術的に管を通して、余分な脳脊髄液ごと体外に排出します（髄液ドレナージ）。また、長期的にドレナージが必要と判断された場合には、シャント手術といって、脳室と腹腔、あるいは脊髄周囲腔と腹腔にパイプ（シャントチューブ）を通して、脳脊髄液を排出するための経路を作る手術を行ないます。

＊**水頭症**（すいとうしょう）：本来、脳の中と周囲を循環している脳脊髄液が過剰に溜まって、脳自体を圧迫している状態あるいは病態です．生まれつきの場合（先天性）と、事故や病気による場合（後天性）があります．

＊**脳室**（のうしつ）：脳にはそれぞれがつながった全部で四つの脳室があります．大脳の左右（側脳室）、間脳（第三脳室）、脳幹・小脳（第四脳室）にあって、脳脊髄液をたたえています．

▼血管攣縮に対する治療

くも膜下出血では出血後四日目頃から一四日目頃にかけて、出血にさらされた血管（動脈）が攣縮*という状態に陥る時期があります。血管が細くなることで脳への血液が十分に流れない状態となり、場合によっては脳梗塞を合併することもあります。これを治療するには、血流を保つための薬剤を使うことになります。具体的には、抗血小板薬であるオザグレルナトリウムや血管収縮をおさえる塩酸ファスジル（エリル）、血管の緊張をとって弛緩させるパパベリンなどを使いますが、場合によっては、細くなった血管を血管内治療（バルーン*）を使って広げることもあります。

なお、この治療は、先ほどご説明したクリップ術やコイル塞栓術といった再出血の治療がすんでから行ないます。

脳出血の治療

脳出血は脳の中の細い動脈から出血したものです。出血量が微量ならばやがて吸収されてしまうので、症状もなくご自分でも気がつかないうちに治ってしまうこともあります（「隠れ脳卒中」の一種です）。しかし、細いといっても動脈からの出血ですから、無症状ですむことはあまりないのが現実です。脳という臓器の中に出血しますので、多くは一時間程度で止血することが多い

*　**血管攣縮**（けっかんれんしゅく）：血管がけいれんするように細くなる現象です．くも膜下出血後に起こり、その結果、血液の流れが悪くなって脳梗塞を起こすことがあります．

*　**バルーン**：血管内にカテーテルを進めて、その先を風船状にふくらませ、血管の内側から血管を太くするように広げるときに用います．

とされていますが、他の病気で血液を固まりにくくするような薬（抗血栓薬といって抗血小板薬や抗凝固薬が含まれます）を飲んでいたり、血液や肝臓の病気で出血傾向があったりすると止血がなかなか得られず、じわじわと出血が続く場合もあります。

大部分は高血圧性脳出血ですので、治療としては、速やかに血圧を下げて、それ以上出血しないように予防することですが、大きな血腫ができている場合には、血腫を取り除くために開頭手術が検討されます（外科療法）。また、血腫が小さい場合や手術ができないと判断された場合には、薬物療法が用いられます。血圧を下げる薬、脳のむくみを抑える薬、脳の損傷から生じるけいれん発作を抑える薬などが用いられます（薬物療法）。

▼外科療法

□**開頭血腫除去術**：くも膜下出血に対するクリップ術と同じように、頭蓋骨の一部をはずして脳の中にできた血の塊を直接取り除き止血します。専用の顕微鏡で術者が直接見ながら行う（マイクロサージェリー）ので確実性は高いのですが、患者さんの負担も大きく、体力に不安がある人には適用されないこともあります。

□**CT定位的血腫吸引術**：頭蓋骨に開けた小さな孔《あな》から細い管を入れて血腫を吸い出す方法です。その名称のとおり、最初にCT画像で血腫の位置を確認します。どこに孔《あな》を開けるかも、このCT画像の情報から決定します。あとで説明するドレナージでは流れ出るのを待つのに比べ、こちらの方法では手術時間も短く（約三〇分）、確実に血腫を狙える利点があります。ただし、出血部分がしっかり止血していないと手術できません。術中の出血への対応が難しいからです。また、CT装置を使うので放射線の被ばくも避けられません。最近では、細い管の中に内視鏡を組み込んで、内視鏡で血腫を見ながら、必要に応じて血管を止血して、血腫を取り除く手術も行なわれています。

□**神経内視鏡手術**：胃カメラなどですっかりお馴染みの内視鏡ですが、脳神経領域で使われるものを神経内視鏡と呼びます。構造は胃カメラと同じで、細い管の先に装着した超小型カメラ（ファイバースコープ）を操作して、肉眼では見にくい部分を探索します。頭蓋骨に開けた小さな孔から入れたファイバースコープで血腫を吸引します。カメラからの画像をモニターに映し出すのも胃カメラと同じです。

□**脳室ドレナージ**：脳の中の脳脊髄液に満たされている脳室に出血が及ぶと水頭症（61頁参照）という状態になります。本来流れているべき脳脊髄液が滞って頭蓋内圧が上がり、脳本体や神経が圧迫されて頭痛や嘔吐などの症状が現れます。手術に際しては、頭蓋骨に小さな孔《あな》をあけて、そこから差し入れた細い管を通して溜まった血腫などを排出します（この管は、平均して一週間くらい留置しておきます：これをドレナージと言います）。こうして頭蓋内圧を下げることが目的です。

▼薬物療法

□**血圧を下げる薬：**原因のところで説明しましたが、高血圧は脳出血の最大の原因です。この原因をコントロールすることが脳出血の効果的な治療に結びつきます。

使われる薬としては、カルシウム拮抗薬*、アンギオテンシン変換酵素阻害薬*（ACE《エース》阻害薬）、アンギオテンシン受容体拮抗薬（ARB）などがありますが、治療のための具体的な降圧目標（どこまで血圧を下げるかという目標値）については、患者さんの状態を診ながら担当の医師が検討します。

□**むくみを抑える薬：**むくみ（浮腫《ふしゅ》）とは、身体の組織を構成する細胞と細胞の隙き間に水分が過剰に溜まった状態です。脳出血で血腫の周囲の組織がむくむ（脳浮腫）と頭蓋骨の中の圧力が高くなって（頭蓋内圧亢進）、放置すれば最終的に、脳自体が隙間から押し出されてしまう「脳ヘルニア」という状態になります。脳のいちばん深いところには、生命を維持するのに必要な心臓や肺の働きをコントロールしている「脳幹」という部位があるのですが、むくんだ脳がこの部位も圧迫するようになると、心臓や肺の機能が損なわれて、まさに生命を維持することができなくなります。そのためには、まずは余分な水分を排泄することが大切です。これで使われる薬は総称して「浸透圧性利尿薬」というもので、グリセリンやマンニトールなどがあります。

***カルシウム拮抗薬**（かるしうむきっこうやく）：血管の筋肉に働きかけて血管を緩めます．血管を拡張して血圧を下げる効果があります．

***アンギオテンシン変換酵素阻害薬**（あんぎおてんしんへんかんこうそそがいやく）（ACE《エース》阻害薬）：アンギオテンシンにはⅠからⅣまであって、Ⅰには血圧を上げる作用はありませんが、Ⅱは副腎皮質と結びついて強力な血圧上昇を招きます．もともと身体の中にあるⅠをⅡに変換する酵素の働きを阻害することでⅡの産生を抑え込み、血圧の上昇を防ぐのが目的です．

□**けいれんを抑える薬：**脳出血が起きてから最初の二週間には「けいれん（痙攣）」がしばしばみられます。自分の意志とは関係なく、手や足などの筋肉が強く緊張するのが、いわゆる「けいれん」ですが、これは「てんかん発作」の症状でもあります。「てんかん」は脳の電気系統の乱れによって起こる病気で、「けいれん」のほか身体の「硬直」や「意識消失」などさまざまな症状がみられます。

使われるのは抗てんかん薬と言われるもので、レベチラセタムやフェニトイン、ジアゼパムなど、患者さんの症状に合わせて専門の医師が処方します。

脳梗塞の治療

▼急性期の治療

脳梗塞の治療はここ数年で急速に進歩しています。わが国では二〇〇五年に、静脈から注射するｔＰＡ*という薬剤で、脳の血管に詰まった血栓を溶かす方法が保険適応になりました。さらにここ数年は、ｔＰＡで溶けないような太い血管閉塞でもカテーテルで血栓を取り去る治療ができるようになって、後遺症が軽くて済む人が増えてきています。いずれも時間との勝負になります。もう少し詳しく説明します。

＊**ｔＰＡ**：tissue-plasminogen activator の略語です．プラスミノーゲンを活性化する物質といった意味です．プラスミノーゲンはもともと血液の中に含まれている物質で，これがアクティベーター（活性化物質）によって活性化するとプラスミン（タンパク分解酵素の一種）となり，血栓（血液の塊）を分解します．

□**経静脈tPA血栓溶解療法**：静脈からtPAを点滴投与して血栓を溶かし、血流を再開させます（以下、ここでは静注療法と略します）。この治療では、発症から四時間半以内に薬剤を投与しなければなりません。四時間半で薬剤を投与するためには、前の章でも説明しましたが、投与しても大丈夫かどうかを検査するのに約一時間かかりますので、三時間半以内に処置のできる医療施設に到着している必要があります。

この治療法の最初に行なわれた臨床試験（脳梗塞発症から三時間以内にtPA投与）によると、発症から九〇日後に社会復帰できた人が、投与した群で三九％、投与しなかった群で二六％と、一・五倍多かったことが示されました。

ただし、詰まった血管の血栓を溶かすことによって血流を再開させるので、当然、合併症として最も心配されるのは出血ということになります。脳梗塞が起こってから時間が経つと脳の組織が傷むと同時に、そこにある血管も傷むため、血流を戻すことで出血する危険性が増すわけです。

実際、この試験で頭蓋骨の中に出血が起こったのは、投与しなかった群の〇・六％に対して、投与した群では約六％となり、一〇倍に増えることがわかりました。しかし、そうしたマイナス面を入れたとしても、社会復帰できる人を一・五倍に増やすことができるきわめて有効な治療法と言えるでしょう。ちなみに、死亡率は投与してもしなくても一〇％という結果でした。

さらに言うと、症状出現後速やかに薬剤を投与できると後遺症が少ないことがわかっており、一分でも早く投与するために一分でも早く処置のできる医療施設に到着してもらうことが大切です。そのためには、前の章でお話しした脳卒中を疑う症状をご自分で感じたり、あるいはそうした場面に居合わせた場合には、すぐに救急車を呼んでください。救急隊はｔＰＡによる治療を行なっている医療施設を常に把握していて、迅速に行動してくれますので、いちばん早く投与できる施設に搬送してくれるはずです。

□**血管内治療**：二〇一五年以降、大腿動脈（足の付け根から）や上腕動脈（肘から）の血管内にカテーテルを通して血栓を除去する方法が急速に進歩しています。塞栓部（閉塞部）に到達した細いカテーテルの先端から直接薬剤を注入して血栓を溶かす方法（局所線溶療法）、特殊なワイヤーで血栓を崩したり絡め取ったりして体外に取り出す方法（血栓粉砕療法）など、さまざまな方法が考案され、研究され、開発され、実用化されています。最近では、ステント*型の血栓回収装置が開発され、これによって再開通できる率が飛躍的に上がりました。これまでの静注療法では対応が難しかった太い血管の閉塞にも治療効果が期待できるようになっています。そして、現在では静注療法単独より後遺症が少ないことも示されています。また、血管内治療適用の限度が発症から八時間までと、時間的に余裕があることも有利な点です。ただし、これは静注療法でも言

＊**ステント**：ステンレスやコバルト合金、ニッケル・チタン合金など、主に金属でできたメッシュ（網目）状の細い筒です．

えることですが、治療開始が一分でも早いほうがよい結果につながります。何度も言いますが、脳卒中を疑う症状を感じたり見かけたりしたら、一刻も早く処置のできる医療施設に搬送することが大切です。

ところで、これら急性期に対する治療が間に合わなかったときはどうするのでしょうか？　もう諦めるしかないのでしょうか？

脳に酸素や栄養を送る動脈が細くなったり詰まったりして血流が落ちた場合、最も血流がいかなかった部分の脳は強い障害を受けて死んでしまいます（壊死）。つまり脳梗塞の状態です。しかし、その周辺の脳では、まだ死なずにどうにか生き延びている部分がかなりあると考えられます。速やかにつぎに可能な治療を開始することで周辺組織を救い、結果として脳梗塞を最小限にすることができるのです。また、血管を細くしたり詰まらせた血栓は、血管内でさらに血栓を形成し伸びていくと考えられます。ここで、早い時期から抗血栓療法（具体的には抗血小板薬や抗凝固薬を投与する）を開始すれば、血栓の伸びや広がりを予防して後遺症を軽くできる可能性があります。さらに、脳保護薬*の投与によって酸欠状態の脳で産生される有害な物質を取り除き、脳梗塞への進展を抑える方法も行なわれています。

ですから、たとえ血栓溶解療法や血管内治療が間に合わなかった場合でも、諦めずに、できるだけ早く専門病院で治療を開始してもらうことが重要なのです。

***脳保護薬**（のうほごやく）：エダラボン（ラジカット）は酸素不足になった脳で発生するフリーラジカル（活性酸素など、強力な酸化作用で細胞を傷つけます）を捕捉することで脳を保護します．

脳卒中の再発予防

治療法の項目の最後に、不幸にしてすでにこの病気を経験された方に向けて、再発予防のための情報をお伝えします。再発予防にまず大切なのは、この本の中でも繰り返し述べてきたような危険因子の厳格なコントロールです。高血圧・脂質異常・糖尿病のコントロール、禁煙、そして、節酒は必ず徹底する必要があります。

脳梗塞に関しては、これらに加えて、血液を固まりにくくする薬（抗血栓薬）を継続的に内服する必要があります。抗血栓薬（血栓の形成を予防する薬剤）としては「抗血小板薬」と「抗凝固薬」があります。少し説明しましょう。

血球の成分（赤血球や白血球など）である血小板は速い血流の中での血栓を作るのに重要ですし、蛋白質である凝固因子は遅い血流の中での血栓を作るのに重要な役目を果たします。したがって、脳の血管に血栓が詰まることによって起こる脳梗塞の再発予防に際しては、原則として、非心原性脳梗塞（脳血栓症＝速い血流）には抗血小板薬（血小板の働きを抑制する薬）が、心房細動からの心原性脳塞栓症（遅い血流）には抗凝固薬（凝固因子の働きを抑制する薬）が選択されます。

抗血小板薬には、シロスタゾール、クロピドグレル、アスピリンなどの内服薬がよく使われます。これらの薬を単独あるいは組み合わせて、脳梗塞の再発を予防します。

抗凝固薬には、ワルファリン、ダビガトラン、リバーロキサバン、アピキサバンなどの内服薬が用いられます。ワルファリンについてはビタミンKがあると効果が出なくなりますので「納豆は食べないでください」というような指導が入ります。他の薬剤については、特に食事で制限しなくてはならないものはありません。

これら抗血栓薬はいずれも血液を固まりにくくする薬ですので、逆に言えば、出血すると血が止まりにくくなる危険があります。医師は、薬による効果と出血の危険性とを鑑みながら処方（どんな薬を、どんな飲み方で、どれくらい飲むか）していますので、必ず医師の指示に従って、適切に内服しなければなりません。

高血圧の治療でもそうですが、どんなに優れた薬があっても、きちんと飲まないとその効果は得られませんし、かえって危険なこともありますので、内服については、くれぐれも間違うことなく指示された量をきちんと飲むようにしてください。冗談でも、朝飲み忘れたから昼に二回分飲むとか、昨日は一日中忙しくて飲むのを忘れたから、今日二日分まとめて飲むなんてことは絶対にしてはいけません。

さて、次の章では、脳卒中を予防するための具体的な方策について詳しくみていきましょう。

第5章

脳卒中を予防するには

脳卒中を予防するためには、その危険因子を厳格にコントロールすることが大切です。調整できない因子つまり、加齢や人種、家族歴はしかたがありませんが、調整できる危険因子をいかにコントロールしていくかが重要ということになります。

高血圧のコントロール

高血圧については、二〇一四年に「高血圧治療ガイドライン」が発表され、年齢や合併疾患を念頭に目標値が設定されています。脳卒中予防の観点から言うと血圧は低ければ低いほどいいのですが、異常な低血圧は心臓にも悪い影響があって、下がりすぎると死亡率が高くなることがわかっています。血圧がゼロになれば、当然ながら人間は生きていけないのですから、どこかに最低ラインがあるわけですが、あまり神経質にこだわり過ぎるとそれだけで血圧が上がりそうな気がします。まずはガイドラインで発表された目標値を下表に示しますので、これを参考に、ご自分の血圧を見直してみてください。

病院や診療所では異常に血圧が高く出てしまう方がいらっしゃいます。「健康診断でよくひっかかるのだけれど……」という方ですね。「白衣高血圧」といいます。医師や看護師の白衣を見ると緊張して血圧が上がるといわれています。逆に、病院や診療所では低いのに自宅では高いという方もいらっしゃい

血圧値おおよその目安（mmHg）（診察室）

	収縮期（心臓が血液を送り出している時）		拡張期（心臓が血液を吸い込んでいる時）
至適血圧	<120	かつ	<80
正常とされる範囲	120-129	かつ/または	80-84
少し高めの正常範囲	130-139	かつ/または	85-89
これ以上は高血圧*	>140	かつ/または	>90

*高血圧のグレード分類は省略しました

日本高血圧学会（編）：高血圧治療ガイドライン 2014 より改編

ます。この場合、医療施設では見つけられないので、「仮面高血圧」という言い方をします。この仮面高血圧の方はいわゆる高血圧の方と同じくらい、脳卒中を含めた心臓血管疾患を起こしやすいことがわかっています。

「白衣高血圧」や「仮面高血圧」など、いろいろなシチュエーションで本当の血圧が覆い隠されてしまうと、病気を見つけることができません。そこで最近では、家庭血圧がむしろ重要視されるようになっています。

家庭血圧の測定指針では、起床後と就寝前の二回測定することを推奨しています。健診などで血圧が高めと言われた方は、ぜひ家庭血圧を定期的に測定する習慣をつけることをお勧めします。

□**血圧を測る**：ひと口に血圧を測るといっても、家庭では医療施設のように看護師さんが手際よく測ってくれることは望めません。せっかく測るのなら、正確に測れなければ意味がありません。そのためには環境を整えることが大切です。まず毎日同じ時刻に測ること。これは、朝の起床時（起床から一時間以内*）と就寝前を習慣づけるのがいいでしょう。一般的に朝の起きぬけ時は高め、夜寝る前には低めになるようです*。もうひとつ大切なのは、正確に測れる血圧計を使うこと。指や手首で測る簡易式のものより、上腕にカフ（腕帯）を巻いて測る器械の方が安定して測定できるようです。椅子などにゆったり座って姿勢を安定させ（安静五分以上）、カフを巻いた腕を心臓と同じ高さに置いて（力を入れないで、枕などを台に利用します）静かに呼吸しながら測りましょう。

*：朝の血圧測定は、排尿後、朝食前（朝の服薬前）とします。

*：家庭血圧は診察室で測定した数値より5mmHg程度低いのが目安になっています。つまり、135／かつ／または85／は、診察室では高血圧になります。

家庭で高血圧をコントロールするためには、以下のことがらを常に心がけることが肝要です。

① 減塩（一日の摂取量は六グラム未満が推奨されています）
② 適正体重の維持（BMI《びーえむあい》などを元に計算します。左記参照）
③ 適度の運動（負荷の高過ぎる運動は避けましょう）
④ 規則正しい生活リズム
⑤ 禁煙

これらは大原則としてぜひ心に留めておいてもらいたいところです。BMIについて少し説明しておきます。

□ **BMI（body mass index）**：日本語で肥満指数と言います。身長と体重を元に計算します（WHO、一九九四）。計算方法と大まかな判定基準を下記に示しておきます。

一般に、BMIが22の状態が最も病気にかかりにくい体型と言われ、これを基本に適正体重を算出します。

この計算式も下記に示しておきます。

BMI＝体重（kg）÷［身長（m）］^{2}

たとえば,
体重 60kg，身長 165cm（1.65m）の人の
BMI は
60÷1.65÷1.65 で 22.04（小数点第 3 位で四捨五入）と計算されます.
大雑把な判定基準は下記の通りです.

BMI	判　定
18.5 未満	痩せすぎ
18.5～25 未満	標　準
25 以上	肥　満

適正体重＝［身長（m）］^{2}×22

たとえば,
身長 165cm（1.65m）の人の
適正体重は
1.65×1.65×22 で 59.9（小数点第 2 位で四捨五入）と計算されます.

さてここで、より具体的で直接的なお話しをします。たとえば、脳梗塞は深夜から翌日午前にかけて起こりやすいといわれますが、そこには次のような連鎖が考えられます。

❶就寝時から深夜にかけて血圧が低下
❷横になった姿勢が続くことで血栓ができやすくなる
❸就寝中にも不感蒸泄*は続いている（一晩に約二〇〇ｃｃ）
❹早朝からは血圧が上昇し始め、血栓が動きやすくなる
❺起きぬけに裸足でトイレへ駆け込む

こうした日常の行動にもぜひ注意したいところです。特に❸では血液の粘稠度（粘り気）が上がることで血栓がさらにできやすくなり（枕元にボトルの水を用意して適宜水分補給しましょう）、❺では急激な温度変化や体動によって血圧が急上昇する恐れがあります（ゆっくり起きてスリッパの着用を）。

高血圧の怖いところは、自覚症状がほとんどないことです。ご本人がまったく気づかないうちに血管や心臓の病気が進行してしまいます。よく言われる肩こり、息切れ、頭痛や動悸などの症状は、高血圧でなくても見られるものです。逆に、これらが高血圧による病気の自覚症状として出てきたら、病状はすでに相当進んでいることが考えられるのです。これらが高血圧によるものかどうかを知るためには、血圧測定が欠かせません。つまり、ご自分が高血圧かどうかを知ることが高血圧をコントロールする第一歩なのです。

＊**不感蒸泄**（ふかんじょうせつ）：わたしたちが眠っている間も、心臓は拍動していますし、呼吸も止まりません．皮膚呼吸も続いていて、皮膚表面ではその乾燥を防ぐために絶えず微量な水分が分泌されています．このような、それとは気づかない水分の喪失を不感蒸泄と言います．

ご自分が測定した血圧値に不安があるようでしたら、ご近所の医師（できれば、かかりつけ医*を決めておきましょう）に相談してください。医療施設では血圧測定のほか、血液検査をしたり、心電図をとって高血圧の原因や心臓血管系の状態を調べたりします。もし、高血圧を認めた場合には、まずは減塩などの食事を含む生活習慣の改善を指導します。その根幹となるのは先ほど説明した大原則（76頁）です。こうした生活習慣の改善効果が上がらないようだと、いよいよ内服治療が必要ということになります。

*かかりつけ医：よく話を聞いてくれる医師なら誰でも大丈夫です．長く付き合える人を選びましょう．かかりつけ医はあなたの病歴や服薬歴なども把握してくれて、病気のことはもちろん、病気に関わる社会的なことにも、適切なアドバイスをくれるはずです．

脂質異常のコントロール

脂質異常についても、「動脈硬化性疾患予防ガイドライン」（日本動脈硬化学会、二〇一二）で目標値が示されています。この目標値は主に心臓の冠動脈疾患を予防するための目安なのですが、この基準を守ることは脳梗塞の予防にもつながりますので、ぜひご自分の検査結果と比べてみてください。脂質異常のコントロールには、ここでも標準体重を見すえた生活習慣の改善、つまり、食事と運動が重要で

脂質異常症の診断基準（概略）

LDL コレステロール（悪玉）	≧140mg/dL
HDL コレステロール（善玉）	＜40mg/dL
中性脂肪	≧150mg/dL

日本動脈硬化学会（編）：動脈硬化性疾患予防ガイドライン 2012 年版．日本動脈硬化学会，2012 より改編

つまり，LDL コレステロールを 140mg/dL 未満に，HDL コレステロールを 40mg/dL 以上に，中性脂肪を 150mg/dL 未満に維持することが脂質異常のコントロールにつながるということです．

す。ただ、コレステロールはかなりの量が自分の体の中で作られていますので、いくら摂取する量を減らしてもゼロになることはありません。生活習慣を見直しても下がらないようであれば、現在では、内服治療によってコントロールすることが可能ですし、そのほうが脳卒中を含めた心血管疾患を予防することができます。

□**コレステロール**：31頁でも触れたコレステロールについて、少し詳しく説明します。善玉とか悪玉とか言われて、とかく病気とのつながりに注目されますが、コレステロールはもともと体内で産生されて、細胞膜の原料になったり、ビタミンやホルモンや消化酵素の合成に欠かせない大切な物質(脂質)なのです。では、なぜＬＤＬは悪玉と言われるのか？――ＬＤＬもＨＤＬも実は同じ運び屋です*。ただ、ＬＤＬは身体中にコレステロールを配る役目で、ＨＤＬは余ったコレステロールを回収する役目という違いがあります。ＬＤＬが多すぎるとコレステロールが全身に過剰に供給され、血管の壁などにベタベタくっついて動脈硬化の原因になります。そこでＨＤＬが余ったコレステロールを回収して回るわけです。もしＨＤＬが足りないと、余ったコレステロールが残留して、いろいろ悪さをするようになります。悪さをするコレステロールを配達するＬＤＬが悪玉で、余分なコレステロールを掃除するＨＤＬが善玉と言われるわけです。

*：厳密に言うと、コレステロール自体はみんな同じ『脂質』です．脂質は血液のような水には溶けないので、タンパク質（アポタンパクと言います）とくっついて（リポタンパクになります）身体中を移動しています．全部で五種類ありますが、重要なのは左の三種類です．

ＨＤＬ（High Density Lipoprotein）
（高比重リポタンパク）
くっついたコレステロール少ない．回収係

ＬＤＬ（Low Density Lipoprotein）
（低比重リポタンパク）
くっついたコレステロール多い．配達係

ＶＬＤＬ（Very Low Density Lipoprotein）
（超低比重リポタンパク）
最近注目の LDL 予備軍

ＬＤＬやＨＤＬなど、人間が一日に必要とする総コレステロール量は一、〇〇〇〜一、五〇〇ｍｇとされ、その三分の二は肝臓で作られています（内因性）。残りの三分の一は食物からくる（外因性）のですが、食物からの分が少ないと肝臓＊はせっせとコレステロールを作り、多いと作るのを控えます。コレステロールがどれくらい作られて、そのうちのＬＤＬやＨＤＬの割合がどれくらいになるかは、食べ物や生活習慣に左右されます。このバランスがうまくとれなくなると「脂質異常」という状態になるのです。くれぐれも間違わないでください。コレステロールが多いから脂質異常なのではなくて、ＬＤＬとＨＤＬのバランス（ＬＨ比と言います）が悪くなる（大きくなる）と脂質異常という状態になって、動脈硬化を起こしやすくなるのです。

では、脂質異常をどのようにコントロールしましょうか？　まず、すでに脂質異常症（高脂血症）と診断された方は、医師の指導に従って、しっかり生活習慣の改善に努力してください。薬を処方されたら、しっかり服薬してください。ご自分で勝手に薬の量を減らしたり、市販薬に変えたりしてはいけません。ましてや、服薬中止するなどもってのほかです。日常的には、暴飲暴食を避け、適度な運動（ウォーキングなどの有酸素運動が推奨されています）を取り入れ、規則正しい生活リズムを身に付けることが大切です。そして、こうすることこそが、脳卒中の予防にも役に立つのです。

＊**肝臓**：体内最大の臓器です．身体中の栄養の供給源や貯蔵庫として、また老廃物の処理工場として、その再生能力や代償能力でタフさを誇ります．黙々と働く肝臓は少しくらい疲れても根を上げることはありません（物言わぬ臓器ともいわれるゆえんです）．そのため、自覚症状のないうちに病気（肝臓ガン、肝硬変、肝炎など）が進行して、取り返しのつかない状態に陥る危険もあります．暴飲暴食を控えて肝臓をいたわりましょう．特にお酒の飲み過ぎには注意しましょう．

糖尿病のコントロール

現在、日本人の一、〇〇〇万人近い方が糖尿病あるいはそれに準ずる状態と診断されています。一般に、空腹時血糖値（朝食抜きの健康診断で最初に採血されます）が126mg/dL以上（随時血糖値で200mg/dL以上）になると糖尿病と診断されます*。血糖値が正常値（空腹時血糖値110mg/dL未満）に近ければ近いほど良いと言われますが、近年の研究では、糖尿病の方を薬剤等によってあまりに厳格にコントロールすると低血糖発作を起こすようになり、むしろ心血管系の病気を発症したり死亡率が上がることがわかってきています。このため、血糖のコントロールについては以前に比べると、ある程度ゆるめの基準になっています

糖尿病の治療は食事と運動療法が基本です。これらをしっかり守っていても血糖コントロールがつかない場合には、インスリンを含めた薬剤による治療が必要になってきます。また、糖尿病の方では、高血圧や脂質異常を治療することで、血糖をコントロールすること以上に心血管疾患の予防に効果があることがわかっています。このことから、血圧や脂質異常のコントロールに際して、糖尿病が加わった場合には、目標値をさらに低くする（つまり、さらに厳しくする）ようになっています。

＊**糖尿病の診断**：皮膚（乾燥亢進、色艶の低下、感染症の有無、爪の状態など）、眼（視力低下、眼底変化、白内障や緑内障の有無など）口腔（虫歯の有無、歯周囲の状態、乾燥など）、足（むくみや血管の状態など）、神経系（感覚異常、腱反射の低下など）など、さまざまな身体所見をチェックします．これらの典型的な糖尿病の症状に加えて血糖値の異常がある場合、また、症状はなくても血糖値とＨｂＡ１ｃ（6.5%以上）の基準値を超えると糖尿病と診断されます．

喫煙のコントロール*

喫煙については、まず**「禁煙！」**です。わが国で過去に行われたさまざまな大規模研究でも、男女ともに喫煙が冠動脈疾患や脳卒中の危険因子であることが明らかにされています。しかも、数ある危険因子の中で、やめることによって唯一、消し去ることのできる危険因子なのです。各種のガンを予防し、慢性呼吸不全を予防するためにも禁煙してください。

タバコの煙の中には七〇種以上の発ガン物質が含まれています。なかでも有名なのは、タール、ニコチン、一酸化炭素ですが、猛毒のシアン化水素やダイオキシンなども含まれています。しかも、これらの発ガン物質は気体の状態で最もその毒性を発揮するとされています。こうした有毒煙の吸着を目的とした各種のフィルターも開発されていますが、実際の喫煙行為における個人差から、「低タール低ニコチンタバコ」でも表示されているほどの減少効果は期待できないとされています。さらに、

近年、ご本人が吸わなくても周囲で喫煙する人がいると**「受動喫煙」**といって、本人が吸っている以上に、周囲の人が影響を受けることがわかってきました。自分自身の健康のためばかりでなく、ご家族・周囲の人のためにも喫煙をやめることが大切です。

＊：本項目の記載については、（一社）日本循環器学会　禁煙推進委員会のｗｅｂページ「喫煙の健康影響・禁煙の効果」を参考にしています。

禁煙のための内服薬も開発されていますから、精神論だけで努力を強いられた以前に比べて、禁煙実行は容易になりつつあります。ぜひ「**禁煙外来**」を訪ねてみてください。

心房細動のコントロール

心房細動は加齢とともに起こりやすくなりますが、高血圧があると、さらにその危険性が増します。もし、心房細動が見つかった場合には、医療施設で脳梗塞の起こりやすさを調べてもらい、塞栓症を予防するための抗凝固薬について検討してもらう必要があります。

「原因」のところでもお話ししましたが、心房細動のある方で脳梗塞の起こしやすさを判定するＣＨＡＤＳ$_2$というスコアシステムがあります（33頁参照）。このＣＨＡＤＳ$_2$の点数が高いと脳梗塞を発症しやすいとされています。

また、抗凝固薬は脳梗塞が起こる危険性を三分の一程度まで減らすことがわかっていますが、どんな薬にも副作用があることを忘れてはいけません。副作用を上回る効果が期待できるかどうかで、どんな薬をどんなふうに服用するか（処方）を決める必要があるのです。心房細動が見つかったら必ず、専門医に相談して、どのような治療法が必要かを検討してもらってください。

あとがき

ここまで読んでくださってありがとうございます。脳卒中とはどんな病気なのか？　どうして起こるのか？　その特徴的な症状や対処法（どんな治療をするのか？　予防するための注意点）などを、できるだけわかりやすくまとめたつもりです。しかし、まだわかりにくい部分や言い足りない部分がたくさんあると思います。改訂の機会を得られたら、ぜひ挑戦したいと思っています。

肝臓など一部の臓器を除いて、身体の組織は大きなダメージを受けると再生することはありません。再生できない組織の機能は失われます。脳は人間が生きているために必要な機能のすべてをコントロールしている単一の臓器です。脳が大きなダメージを受けると、即刻生命の危機が襲ってきます。でも、日頃の生活に少し気を配れば、そうしたダメージを防ぐことができる、あるいは軽くすることができることを、おわかりいただけたらと思います。

この本はその名のとおり「脳卒中」の本ではありますが、ひろく健康でいるためのさまざまなヒントにも配慮したつもりです。折につけ繙いていただき、今後の皆さんの健康維持に少しでも役立てていただけたら幸いです。

著者

用語集—五十音順.（p　）は本文内容関連頁

あ

アンギオテンシン変換酵素阻害薬《あんぎおてんしんへんかんこうそそがいやく》（ＡＣＥ阻害薬《えーすそがいやく》）：アンギオテンシンにはⅠからⅣまであって，Ⅰには血圧を上げる作用はありませんが，Ⅱは副腎皮質ホルモンと結びついて強力な血圧上昇を招きます。この薬では，もともと身体の中にあるⅠをⅡに変換する酵素の働きを阻害することでⅡの産生を抑え込み，血圧の上昇を防ぐのが目的です。(p65)

うっ血性心不全《うっけつせいしんふぜん》：心臓のポンプ機能が低下した状態を心不全といいますが，その結果として，下流側の肺などに血液が溜まって息苦しさや全身のむくみなどの症状を呈するものを「うっ血性心不全」といいます。(p33)

か

カルシウム拮抗薬《かるしうむきっこうやく》：血管の筋肉に働きかけて血管を緩めます。血管を拡張して血圧を下げる効果があります。(p65)

血管攣縮《けっかんれんしゅく》：血管がけいれんするように細くなる現象です。くも膜下出血後に起こり，その結果，血液の流れが悪くなって脳梗塞を起こすことがあります。(p62)

血栓溶解療法《けっせんようかいりょうほう》：血栓を溶かす薬剤を注入して血管の詰まりを解消する治療法です。(p44)

コーティング術《こーてぃんぐじゅつ》：クリップがかけられない小さな動脈瘤の表面をコーティング剤で保護する方法です。弱い袋の壁を補強して破裂を防ぎます。(p59)

コレステロール《これすてろーる》：コレステロール自体はみんな同じ『脂質』です。脂質は血液のような水には溶けないので，タンパク質（アポタンパクと言います）とくっついて（リポタンパクになります）身体中を移動しています。全部で５種類ありますが，重要なのは「LDL」「HDL」「VLDL」の３種類です。(p79)

さ

視床《ししょう》：脳の深い所にあって，顔面を含む全身の感覚を大脳に伝える中継点として機能しています。ここがやられると，右半分あるいは左半分の感覚障害が起こります。二番目に多い出血部位でもあります（約30%）。(p50)

粥状硬化《じゅくじょうこうか》（アテローム硬化《あてろーむこうか》）：白血球の仲間であるマクロファージという食細胞が血液中の悪玉コレステロールなどを取り込んで血管の壁に潜り込み，これがたまったものがアテロームとかプラークとか呼ばれるものです。ジュクジュクしたお粥のような塊（粥腫《じゅくしゅ》とも言います）です。悪玉コレステロールが多ければ多いほど食細胞は頑張るのでプラークも大きくなります。その結果，血管が硬くなったり狭くなったりするわけです。（p23）

水頭症《すいとうしょう》：脳の中と周囲を循環している脳脊髄液が過剰に溜まって，脳自体を圧迫している状態あるいは病態です。生まれつきの場合（先天性）と，事故や病気による場合（後天性）があります。（p61）

ステント《すてんと》：ステンレスやコバルト合金，ニッケル・チタン合金など，主に金属でできたメッシュ（網目）状の細い筒です。（p68）

ずり応力《ずりおうりょく》：液体の流れと垂直に働く抵抗力。血管壁の表面を血液が擦ることで血管壁が受ける圧力のことですが，同時に血液中の血小板（壊れることで血液を固まらせるはたらきがあります）も同じ力を受けることで血栓を形成しやすくなります。（p30）

穿通枝《せんつうし》：脳の太い動脈から急にほぼ垂直に分岐した細い動脈（細動脈）が脳の底部や深部に血液を送っています。この細動脈を穿通枝といいます。急に細い動脈として分岐するため血圧の影響を受けやすいと言えます。（p19）

前交通動脈《ぜんこうつうどうみゃく》：眉間の奥辺りで左右の動脈（前大脳動脈）をつないでいる短い血管です。袋状の動脈瘤が最もできやすい部位です（脳動脈瘤全体の 30％）。（p6）

た

代謝《たいしゃ》：代謝には同化作用と異化作用があります。同化作用は身体を作る代謝といわれ，外から摂取した食物などを分解して栄養素とし，身体各部の細胞や組織を作ります。異化作用ではその栄養素を，心臓や筋肉を動かしたり，身体を温めるエネルギーとして使います。（p32）

トラッピング術《とらっぴんぐじゅつ》：動脈瘤が非常に大きくて，小さなクリップでは対処できないときに，動脈ごと血流を止めてしまう方法です。この場合，止めた先への血液供給のためバイパス術が必要になることがあります。（p59）

な

脳室《のうしつ》：脳にはそれぞれがつながった四つの脳室があります。大脳の左右（側脳室），間脳（第三脳室），脳幹・小脳（第四脳室）にあって，脳脊髄液が流れています。(p61)

脳保護薬《のうほごやく》：酸素不足になった脳で発生するフリーラジカル（活性酸素など，強力な酸化作用で細胞を傷つけます）を捕捉することで脳を保護します。(p69)

は

バルーン《ばるーん》：血管内にカテーテルを進めて，その先を風船状にふくらませ，血管の内側から血管を広げるときに用います。(p62)

被殻《ひかく》：大脳半球のほぼ真ん中の深いところにあります。視床を囲むようにある基底核の一部を構成しています。基底核には，言語や行動，理解，認識など，高次脳機能をコントロールする神経細胞が集まっています。また，視床との間の内包というところには，意識的な運動や感覚と関連する神経線維が通っています。脳出血が最も多い部位です（30～40%）。(p52)

不感蒸泄《ふかんじょうせつ》：わたしたちが眠っている間も心臓は拍動していますし，呼吸も止まりません。皮膚呼吸も続いていて，皮膚表面ではその乾燥を防ぐために絶えず微量な水分が分泌されています。尿として排泄されるほか，このような，それとは気づかない水分の喪失を不感蒸泄と言います。(p77)

ら

ラクナ梗塞《らくなこうそく》：「ラクナ」とは，ラテン語で「小さな穴」という意味です。その名のとおり小さな梗塞で，ほとんど症状もなく，気づかれずに放置されていることもあります。(p23)

アルファベット

BMI (body mass index)《びーえむあい》：日本語で肥満指数と言います。身長と体重を元に計算します（WHO，1994）。一般に，BMIが22の状態が最も病気にかかりにくい体型と言われ，これを基本に適正体重を算出します。(p76)

tPA《てぃーぴーえー》：tissue-plasminogen activatorの略語です。プラスミノーゲンを活性化する物質といった意味です。プラスミノーゲンはもともと血液の中に含まれている物質で，これがアクティベーター（活性化物質）によって活性化するとプラスミン（タンパク分解酵素の一種）となり，血栓（血液の塊）を分解します。(p66)

著者略歴

1959 年　群馬県生まれ
1983 年　慶應義塾大学医学部卒業，東京都済生会中央病院内科
1989 年　クリーブランドクリニック，英国国立神経病院，カリフォルニア大学サンディエゴ校アルツハイマー病研究所にて臨床研修
2002 年　東京都済生会中央病院神経内科医長
2005 年　慶應義塾大学医学部神経内科専任講師
脳血管障害予防医学講座特別准教授（2007 年）
2011 年　東京都済生会中央病院神経内科，脳卒中センター部長
院長補佐（2017 年）

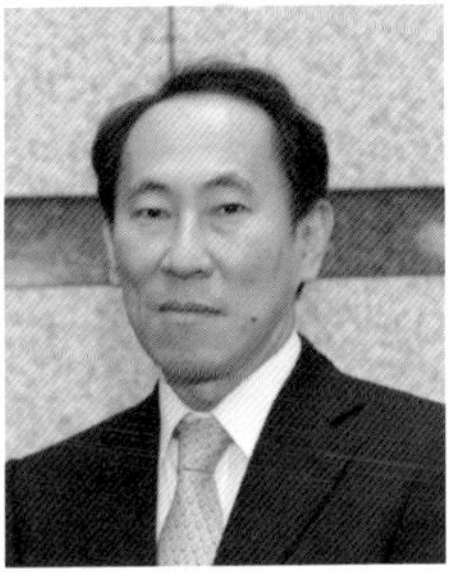

星野晴彦（ほしの はるひこ）
専門：脳血管障害
研究：脳血管障害の診断と治療の臨床研究

趣　味

ピアノ演奏

脳卒中《のうそっちゅう》
—専門医が説き明かす《せんもんいがときあかす》 病気《びょうき》の前兆《ぜんちょう》・急性期対処法《きゅうせいきたいしょほう》・予防法《よぼうほう》　ISBN978-4-905163-14-5　C2047

2017 年　7 月 28 日　第 1 版 第 1 刷発行

定　価　カバーに表示してあります
監修者　星野《ほしの》　晴彦《はるひこ》
発行所　株式会社ヌンク
東京都大田区南六郷 2-31-1-216
（1440045）
TEL 03-5744-7187（代）
FAX 03-5744-7179
info@nunc-pub.com
http://www.nunc-pub.com

印刷・製本　（株）加藤文明社印刷所